Healthy Sleep Habits, Happy Twins

双胞胎睡眠圣经

A Step-by-Step Program for Sleep-Training Your Multiples

[美] 马克·维斯布鲁斯 ◎ 著

袁 方 高 阳 ◎ 译

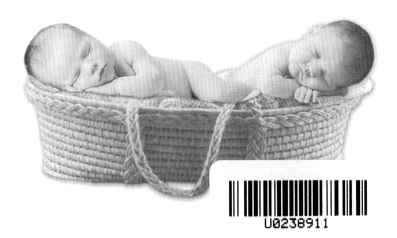

U0238911

中国农业出版社

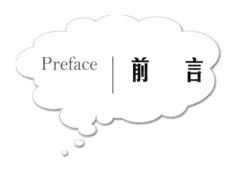

Preface 前　言

　　双胞胎宝宝或多胞胎宝宝的父母们，恭喜你们！不是每个人都能有机会拥有双胞胎宝宝或者多胞胎宝宝！宝宝们的集体光临为你们正在成长的小家庭带来了加倍的喜悦和兴奋，和他们在一起的每一个时刻都将妙不可言！

　　也许你们朝思暮想的宝宝们还没有出生，你们只是未雨绸缪地找来这本书，为他们到来以后的生活做一些准备；也许你们已经无比兴奋地将宝宝们从医院接回了家里，却要开始体会到为照顾他们而牺牲睡眠的痛苦。不管你们属于哪种情况，我都希望这本书可以帮助你们更加享受养育宝宝的过程，也能更加从容地面对他们的各种需求。拿到这本书时，你们可以选择从头阅读，也可以仅仅选读你需要的章节，这本书中所介绍的理论和技巧可以帮助宝宝们学会自主入睡、保持整夜睡眠，并最终帮助他们建立起良好的睡眠习惯与规律。这就意味着，当宝宝们自己安然入睡时，包括爸爸妈妈在内的全家人都可以拥有高质量的睡眠。不要小看这短短的休息时间，它会让全家生活产生意想不到的积极变化。

　　我是芝加哥儿童纪念医院睡眠问题研究中心的创始人。在创建研究中心的过程中，我对数千名儿童的睡眠状况进行了研究，这其中既有健康睡眠的案例，也有非健康睡眠的案例，我从中得到了大量的珍贵信息。我做了35年的儿科医

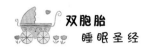
生，是4个孩子的父亲，同时也是6个孙子的爷爷，我这一辈子都在用不同的身份和儿童打交道，而这种特殊的经历促使我不断研究并最终创立了"睡眠训练法"。这个名字是我自己取的，"睡眠训练法"是一种循序渐进的操作方式，最终目的是帮助婴儿建立起良好的日常作息规律并教会他们如何安抚自己。我的第一本书很早就在美国出版了，也已经被译成中文，在中国叫《睡眠圣经》，那本书里详细地介绍了对所有年龄段的儿童进行睡眠训练的操作方法和步骤。那本书已经帮助数百万家庭获得了更高质量的睡眠。对此，我感到非常的自豪。

我最近刚刚完成了一项针对双胞胎和多胞胎家长们展开的课题研究。这些家长中，有很大一部分是我在从医生涯中结识的，还有一些是我在做其他相关工作时所接触的。比如在美国，许多双胞胎的父母会自发或通过一些公益组织聚集在一起，定期碰面、交流，作为儿童医生及睡眠专家，我经常会受邀作为顾问，为这样的组织和活动提供专业帮助。我给大量双胞胎的父母发放了调查问卷，他们的反馈信息极大地充实了我原有的研究资料和研究内容。通过这些问卷，我对双胞胎家长在为孩子进行睡眠训练时的惯常方法、通常会遇到的困难以及疑惑有了更加真实和深入的理解。

无数事实告诉我，如果你的双胞胎宝宝们能建立起稳定的作息习惯并拥有良好的睡眠质量，大家庭的生活将会因此变得十分美妙，你为之付出的辛苦和努力也都会有最好的回报。事实还告诉我，睡眠时间和质量得到双重保证的妈妈们患上产后忧郁症的可能性也大大降低。很多妈妈们在调查中特别强调：睡眠训练的重要性绝不仅仅是让宝宝们睡个好觉，它还直接减少了妈妈们在哺育新生儿时的焦虑心态，还让各种事情变得简单，比如顺利产出母乳，全家人的心情也都因此受益。另一方面，爸爸们的反馈和妈妈们的说法形成了完美的互相印证。爸爸们认为，在睡眠训练的帮助下，爱人和自己的心态都变得更加放松。多数"新晋奶爸"曾担心妻子会在孩子出生后，将自己的家庭地位降级，而现在，他们对婚姻的感觉和信心都比从前更好。我相信，你将会从这本书中读到更多来自这些父母的真实经验和反馈。

养育双胞胎是一项极具挑战性的工作，这项工作最根本、最严重的问题就是人手不足！面对一个孩子时，新生儿父母可以轮流做事，如果你还能找到帮手，那完全可以组成一个"轮换阵容"，总之不管怎样，理论上至少有一个人可以得到相对充分的休息。但如果是面对一对双胞胎，要么是父母中的一方超负荷地承担双份工作，要么是两人上阵一起分担但依然常常感到筋疲力尽。不管哪一种情况，双胞胎的父母们都恨不得自己能有分身术，迫切希望从喂奶、喂饭、换尿布、陪伴、玩耍、哄睡觉以及无数次在夜里被叫醒如此永无止境的过程中获得一点点自己的时间。

我无法教你们如何自我克隆以及如何分身，也无法发明出什么奇妙的科技让宝宝们瞬间长大学会自理，但我可以传授给你们一种特殊的双胞胎及多胞胎睡眠训练法让你们获得"解脱"。我仿佛可以看见分身乏术的你们正带着黑黑的眼圈和水肿的眼袋满怀期望地看着我，请相信我以及我的睡眠训练法，我一定可以帮助你们重获充足的睡眠和健康有序的日常作息。

刚才提到过我刚刚完成的一个课题研究，这项研究不但加深了我对双胞胎及多胞胎进行睡眠训练时可能遇到的困难和挑战的理解，还帮助我进一步发现了双胞胎和多胞胎宝宝

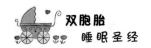

们的普遍睡眠规律和习惯。从家长的反馈中，我发现异卵双生的双胞胎很难同时入睡，因为他们身体中的生物钟和节奏可能都是完全不同的，而同卵双生双胞胎则从生命的一开始就在各个方面展现出强大的同步性。所以，同卵双胞胎的父母们在对宝宝进行睡眠训练时，通常会发现没多久，宝宝们就可以拥有一样的作息时间了。

这项研究还有其他一些有趣的发现，比如父母的年龄、育儿经验和学历水平也会对双胞胎及多胞胎睡眠训练法产生影响。一些年龄较大的父母们觉得，他们在面对孩子哭泣或者在面对其他睡眠训练中可能出现的困难时更加有耐心，自身的沉稳反应是睡眠训练能够获得成功的一大优势。另一些年龄较大的父母们则认为自身的体力和精力都相对虚弱，因为担心养育孩子时的不规律生活和超负荷劳动会拖垮自己的身体，因而他们往往很早就主动开始对孩子进行睡眠训练，收效甚佳。

母亲在怀孕过程中是否接受过辅助生殖技术的帮助（人工授精、体外受精皆属于人类辅助生殖技术）同样对睡眠训练有着间接却重要的影响。那些接受过较长时间辅助生殖技术帮助的母亲，通常不太愿意对自己的双胞胎宝宝们进行睡眠训练，也无意为宝宝们建立起一个正常的作息，她们心甘情愿花费大量的时间和精力去陪伴和安抚自己的宝宝们。她们宁愿抱着或者摇晃着宝宝们入睡，让宝宝们在自己的胸膛里寻找安抚，也不愿意去尝试教会宝宝们如何自己安抚自己。

在我的研究调查中，那些不愿意或者不知道对自己的双胞胎宝宝们进行睡眠训练的妈妈们，都患上了不同程度的产后忧郁症。当然，我对此表示理解，因为她们为了当上妈妈，付出了数倍于常人的艰辛努力，自然会对宝宝们百依百顺。但由此我们也可以看出睡眠训练十分重要，因为母亲是否可以保证正常良好的睡眠，将直接影响她们是否可以走出产后抑郁的阴霾。本书的第七章将详细列出并总结了我的调查结果，可以帮助你对所有可能出现的与睡眠训练相关的困难和挑战有所了解，从而帮助你做好准备。

说了这么多，我还是想再强调一点，就是我的研究结果已经证明了父母对双胞胎和多胞胎进行睡眠训练是切实可行且行之有效的，而且并不会花费多长时间，无论宝宝们是异卵双生还是同卵双生，无论母亲是正常怀孕还是借助了生殖辅助手段的帮助。很多人都觉得入睡是人类的自然行为，但对于婴儿来说，入睡是需要通过学习和训练才能掌握的生活技能和行为习惯。我能够理解并不是每个人都能接受睡眠训练法，即便能够接受，也不一定可以成功面对并解决具体实施时遇到的种种挑战和困难，我会尽我的全力帮助你们找到一个让你们感到舒服的途径，去教会你们的宝宝们如何拥有美好的睡眠。

我还要解释一下该如何阅读并使用这本书。本书第一部分介绍了睡眠的基本原理，主要讲了我们为什么需要睡眠以及“健康”睡眠的形成要素。很多人看到这里都会说：“这有什么可说的？我需要睡眠，我的孩子需要睡觉，赶快告诉我如何让我们一起睡个好觉！别讲这些没用的！”我十分理解你们想跳过这一章的冲动，我知道你们想直接翻到后面的章节去了解睡眠训练法的细节。但是，我真切希望，在你们直接跳去并阅读完第二部分（双胞胎睡眠秘笈）或第三部分（排忧解难）以后，还可以再回过头来把第一部分读完。我不知道该怎样去强调，理解并学习睡眠的科学知识和医学理论有多么重要。如果你可以认真阅读第一章，了解到良好、

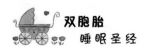

健康、有规律的睡眠习惯对你和孩子们的真正意义，你一定会更有动力也将更加成功地对你的孩子们实施睡眠训练。

最后我还要特别指出，在本书中你会时不时地看到一些来自于双胞胎和多胞胎父母们的真实分享，他们都是我课题里的调查研究对象。我希望你在阅读他们的经历时，可以感同身受并获得激励。我在几十年的行医和研究生涯中发现，只要积极地与他人分享育儿过程中的挫折与成功，就算是新手爸妈，也可以成为专家，和同路者共同前行。

我写这本书只有一个目的，就是让阅读它的父母们可以拥有一个睡眠充足的幸福家庭。祝你们都拥有健康快乐的睡眠！

马克·维斯布鲁斯　博士

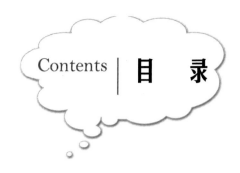

Contents | 目 录

前言

筑梦童年，
睡眠改变人生

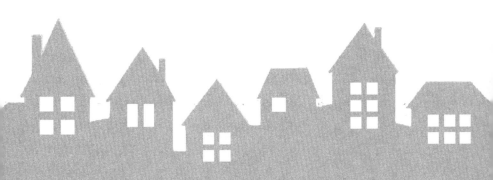

第一章 | CHAPTER 1

全家一起睡个好觉

良好的睡眠质量对每一个人来说都极为重要，尤其我们面对的是现代都市紧张又繁忙的生活节奏，充足又甜美的整晚安睡听起来简单，想拥有它却如同想获得奢侈品一样难。大部分人对"良好睡眠"的理解停留在睡了多长时间和睡的有多熟这两个方面，换句话说，只要睡眠时间和睡眠深度达到了预期的标准，大多数人就会认为自己睡了一个好觉。然而，事实并非如此简单，良好睡眠的标准绝不仅仅只有这两条。请允许我在这里先卖个关子，我要把这个问题留到第二章再讲。我们先来一起探讨一个更加宏观的问题：睡眠为什么如此重要？

美国有一句谚语"像个婴儿一样睡觉"，很多人看见熟睡的婴儿都会觉得他们睡觉的样子显得特别甜美舒心，所以慢慢地，人们开始用这句话来形容那种成年以后难得一见的美好睡眠。但是，多数人们看到的只是婴儿睡着之后的美好一面，只有婴儿的看护者才知道那只是"看上去很美"。许多父母都见证过这样的"惨痛经历"：宝宝们因为大小便而哭醒，宝宝们一直醒着精神无比，怎么都不肯入睡，宝宝们在本应该吃饭或者玩耍的时间不管不顾地呼呼大睡。

很多人认为：宝宝哭醒了说明他有需要；宝宝不肯入睡说明他很兴奋，累了自然就会睡去；而宝宝如果在其他时间沉沉入睡，那更说明他需要睡眠。大家一定要特别注意"需要"两个字，绝大多数人都非常在乎孩子的"需要"，却不知道他们到底需要什么？如此一来，要么根据幼儿的反应和选择去确认他们的意愿，要不然就是将大人所需强加给幼儿。在睡眠这个问题上，婴儿需要的是真正有质量的睡眠。当婴儿睡眠不足时，他们身体的主要机能、对外界事物的反应以及活动能力都会随之失调，这其中就包括正常入睡的能力。有些家长很难理解这一观点，因为他们通常任由婴儿自由玩耍，觉得婴儿玩到筋疲力尽，夜间自然会乖乖入睡。事实上，认为婴儿会因疲惫而入睡就是成人对婴儿睡眠需求的常见误解。

多数人只要看到婴儿在熟睡就认为他们一切正常而忽略其他。研究发现，随着婴儿疲惫程度的增加，那么他们在入睡、补觉以及建立睡眠作息等多个方面的困难程度也随之陡增。即便婴儿仅仅比平时稍稍劳累了一点，这种影响也会清晰可见。

如果你已经迫不及待地想开始学习睡眠训练法的具体操作步骤，请直接跳到本书第二部分进行阅读，在第五章还有不同年龄双胞胎对睡眠时间的不同需求等相关信息，你也可以直接翻阅。但是，在读完那些

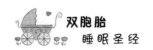
章节之后，请一定记得再翻回来看下面的内容。深刻理解究竟如何帮助婴儿获得良好睡眠以及婴儿睡眠不足时会发生什么，这会让你从真正认识到睡眠的重要性，还会让你理解为什么婴儿在睡眠不足时会撕心裂肺般地哭闹。只有这样，你才能从心里上接受并认可睡眠训练法，从而更加成功地去实施睡眠训练法。

轻度疲劳有如一场小病

你有没有得过小病或者受过轻伤？回想一下上一次感冒，你当时可能会有一些低烧，时不时打几个喷嚏，一直在流鼻涕，头疼，或者不断咳嗽。过了几天，你不再低烧，鼻子也不再阻塞，也不会从早到晚咳嗽。但是，你依然感觉全身上下很不对劲，还希望继续休息。虽然你的身体状况已经允许你回到工作和其他日常活动中去，但很明显，你并没有处在身体和精神的最佳状态。在那种情况下，你会失去一些活力和创造力，不再拥有同时处理多项繁杂工作的能力，你甚至会有一些轻微的焦躁且易怒。与生病一样，由各种原因所造成的疲惫也同样会引发上述境况。如果你前一天熬夜，第二天即便喝下再多咖啡或茶，也无法展现出你的全部能量和精力。如果你连续性熬夜或者睡眠质量不佳，每多一天，对你的身体危害就增加一点，且这种影响是长期性、不断积累的。例如睡眠不佳的人情绪会逐渐变得暴躁、易怒，一些疾病也早晚会到来，比如头疼、肢体疼痛以及相应器官的病变等。

成年人尚且如此，孩子们又何尝不是这样呢？

当婴儿和儿童没有获取足够的优质睡眠时，再面对第二天的各种事项和活动就会感到十分疲惫，午睡或打盹的能力甚至也会随之减弱，第二天晚上，他们进入深度睡眠的可能性也会降低。总之，在他们的身体内部，器官机能和生物钟都会因为疲惫而开始出现小的问题。另外，当新妈妈喂养婴儿，或是用奶瓶喂婴儿喝奶时，孩子也容易因为睡眠缺乏而不认真进食。当这样那样的问题已经出现时，可怜的小家伙没有办法和成人进行任何语言和行动上的沟通，他们只能使出唯一的法宝：哭！如此这般，家长们立即变得紧张、烦躁、不知所措，他们会想尽办法安抚婴儿，尝试各种方法让婴儿平静。遗憾的是，并不是每位家长都能意识到，睡眠缺乏才是孩子们大声哭泣的真正原因！

我们通常习惯把婴儿的啼哭归结为以下几种原因：饥饿、急性腹痛、打嗝导致不适、牙齿生长或者身体其他部位发生微妙变化而引起不适，或者仅仅是每天傍晚固定时间的"固定表演"，再或者是表达这样那样的愿望。其实，许多时候，婴儿的啼哭都是睡眠缺失所导致。当婴儿没有获得优质睡眠时，他们会变得难以取悦、急躁易怒、不易接近，也将更容易受到惊吓、感到紧张。这种情况更容易出现在傍晚时分，因为那往往是婴儿疲惫和缺觉的临界点。

众所周知，当我们极度缺乏睡眠时，全身上下都会感到无比糟糕。可对于婴儿来说，根本不需要等到那种"极度缺

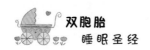

乏"的程度，哪怕只是一丁点的睡眠缺失，都会对他们的情绪和日常行为造成巨大的影响。

作为成年人，睡觉有时候是件奢侈品，它被排在我们满满当当日程的最后一项。但是，睡眠本不应该成为奢侈品，而是每个人的基本生理需求。作为成年人，不管是为了提升短期精力和能量，还是为了保证长期身体健康，都应该尽己所能保证优质睡眠。而对待婴幼儿更应如此。为了孩子们能开心舒适地度过每一天，也为了他们长大后有健康的身体，成人应该培养并保证他们的睡眠习惯和睡眠质量。帮助你们的双胞胎或者多胞胎学会自我安抚、晚上自己睡觉，白天定时、定点打盹养神，这可以实现双赢！这种双赢体现在既能让婴儿们拥有良好的睡眠质量，也能让大人们像婴儿一样拥有甜美的睡眠！

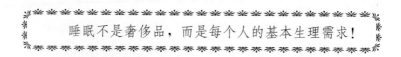

睡眠不是奢侈品，而是每个人的基本生理需求！

睡眠不足如何危害人体健康

关于双胞胎父母的研究结果验证了我从医 35 年来对睡眠问题的临床观察，那就是不管你多大年纪、如何受孕、异卵双生还是同卵双生，只要你的双胞胎宝宝们的睡眠成为问题，作为妈妈，比起其他家庭成员，你一定是最倒霉的那个人。睡眠不足不但会破坏母亲的健康身体，还会将打乱妈妈的全部生活，从而陷入一种恶性循环，此时即便有人告知如何对双胞胎进行睡眠训练，妈妈也无力执行。了解并学习双胞胎及多胞胎睡眠训练法的最佳时机是在你的孩子们出生之前，但如果此刻正在阅读的你已经当了妈妈，并且饱受睡眠不足之苦，请不要试图独自一人解决这个问题，孩子的父亲此时必须和你共同努力，才能帮助你和孩子走出困境。

睡眠严重不足的母亲，身体健康会受到极大的影响——会时常感到头疼，肠胃也会出问题，身体长期透支。除此之外，由此而生的心理压力还会导致心率过快或心律不齐，再或者血压升高、身体疼痛、肌肉紧张或痉挛、焦躁易怒甚至抑郁。当母亲独自承受这种身体和心理的双重压力时，产后忧郁症的发病率会大大增高，而产后忧郁症对生活的一大影响就是破坏家庭生活规律，甚至危及婚姻关系的和谐，再有甚者关乎生命。在我的问卷调查里，一位母亲告诉我，她和丈夫因为照顾双胞胎宝宝过度疲劳而导致睡眠紊乱，在家中经常因为琐事而意见不合，两人常常针锋相对。在最困难的一段时间里，她回忆道，"我们做梦都在恨着对方！"

在医学理论上，人们还不能完全确定由于睡眠不足而导致的身体疲劳和心理压力到底是产后忧郁症的直接诱因，还是一种会加剧产后忧郁症严重程度的间接原因。也许两种说法皆成立。但我们可以确定的是，睡眠不足可以改变世界在一个人眼中的颜色，他们目所能及和心之所想都是灰暗的、孤单的；睡眠不足还会严重影响到家庭生活里的各种关系，让夫妻关系变得剑拔弩张，让家庭生活变得毫无生趣。

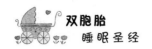

"我还记得我极度疲劳时的感觉，好几次我和别人打电话打到一半时，眼皮就开始打架，让我无法支撑。我很饿，却想不出来自己到底该吃什么。我打算请一个保姆，让她在晚上帮我看孩子做家务，但我每天都累得浑浑噩噩、筋疲力尽，脑子里面想着这么一件事情，却根本提不起精神真正去实施它，因为挑选、试用并最终找到一个合适的保姆也是一件非常耗费时间和精力的事情，当时的我实在无法完成。我威胁我的丈夫说要和他离婚，只因为他没有在我要他帮我拿某件东西的那一瞬间把东西递到我的手上。我每天以泪洗面。我经常在洗澡时产生幻听，听到我的孩子们在大声哭闹，我很多次澡洗了一半就跑进孩子的房间，却发现他们其实正在安静地睡觉"。

"在生活里，我要不然就反应过度，要不然就反应迟缓。我自己也在思考这到底是为什么，曾经觉得这是因为生育后体内荷尔蒙产生了变化，但后来我明白，其实更大的原因是我为了照顾孩子而损失并破坏了自己的睡眠。"

"孩子们到了大概四五个月大的时候，他们开始越来越多地索要安抚，与之相反的是，他们的睡觉时间却越来越少。每天晚上，我和我的丈夫几乎没有时间自己吃饭，更没有时间坐在一起说说话，因为我们一人抱着一个孩子，躲进两个房间，关上灯，哄孩子们睡觉，一哄就是数个小时，离都离不开。我觉得我的生活被自己的孩子们毁了，我的全部时间都被无条件占用了，我完全没有体会到生儿育女给生活带来的积极改变。后来我开始学习并实施睡眠训练法，我不断告诉自己，我需要回到从前的生活，我不想让生活这样继续下去！"

当你睡眠不足时，你连自己都很难照顾好（如果你是剖腹产，产后恢复期会更加艰难和漫长），更不要说照顾孩子以及打理家务了。除此之外，作为双胞胎或者多胞胎的母亲，你还可能被各种担忧困扰，因为许多状况和病症在双胞胎和多胞胎身上出现的几率较高，比如早产、急性腹痛、疝气以及由肠胃消化不良引起的呕吐（肠胃食道逆流症，英文简称为 GERD）。本书的附录中会提供各类婴儿常见病症的相关信息，供你们进一步了解。

"在思考母亲自身健康和照顾婴儿两者之间的关系时，我经常会将坐飞机时机组人员常说的一句话借用过来当做我的指导思想：当氧气面罩掉落时，请先给自己戴上，再帮助你的孩子。我想，作为母亲，如果我自己处于一种虚弱、痛苦、疲惫和焦躁的状态，我又怎么能带好我的孩子呢？母亲应该给孩子传递一种宁静又稳定的情绪。总之，如果你的身心健康出现了

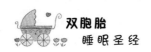
问题,你的孩子也一定会受到很大影响。对母亲而言,排在第一位的工作不是照顾孩子,而是照顾好自己。"

健康睡眠等于健康饮食

我喜欢把睡眠和饮食放在一起做比较,因为我认为它们二者很相似。首先我来谈一谈饮食的质量。饮食是一种基本的生理需求,是身体的能量来源。类似于垃圾食品那样的不健康饮食会影响你的身体,并为你带来疾病。食用垃圾食品可能带来的后果包括营养不良、贫血、糖尿病、心脏病以及肥胖症,偶尔食用垃圾食品并不是世界末日,但长期并大量食用则属于自杀行为。

现在再让我们来看一看睡眠的质量。睡眠和饮食一样,也是一种基本生理需求,是大脑的能量来源。低质量的睡眠直接损害的就是人的大脑。比较垃圾食品和低质量睡眠,显而易见,二者的危害旗鼓相当,在这里,我权且把低质量睡眠也称为"垃圾睡眠"。垃圾睡眠对婴儿和儿童的影响非常巨大。

婴幼儿所经历的"垃圾睡眠"可能引发的严重后果包括:

——筋疲力尽、身心透支。作为大人我们都知道这种感觉。

——情绪紊乱。孩子在儿童期时会变得敏感易怒,这种情况会一直延续到成人期。有研究显示,儿童期的敏感易怒

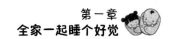

会导致成年以后患上抑郁症的可能性大幅度增加。

——社交出现障碍，学业表现不佳。睡眠不足的儿童会患上多动症，且习惯与人对立，具有攻击性，上学后可能无法进行正常的社交和学习。

——思维发展障碍及认知障碍。充足健康的睡眠可以帮助一个人提升长期记忆力，改进学习效率，变得更有组织性和计划性，更具有同时处理多项工作的能力和执行力。睡眠不足则会对以上所有能力产生不同程度的影响。

——性格障碍。睡眠不足的儿童往往难以取悦，性格怪异。他们常常感到紧张、易受惊吓并且难以适应外界环境的变化。

——手眼合作失调。眼睛和手无法进行良好合作，小脑发育不良，运动神经和能力受到影响，无法完成许多精细动作。

——系统性炎症。血压增高，压力荷尔蒙过多。

——体内糖分失调。直接导致今后患上糖尿病或肥胖症。

睡眠对大脑发育的影响

克里斯蒂安·古里麦劳特博士（Dr. Christian Guillemi-nault）和威廉姆·德蒙特博士（Dr. William C. Dement）是睡眠医学界世界顶级学术期刊《睡眠》的联合创始人和主编，在我们的学术交流中，他们教会我要从五个基本原则出发去更好地理解睡眠。

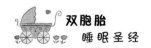

1. 人睡着时，大脑也会睡着，但睡着的大脑并没有休息；

2. 大脑在睡着时所承担的工作和发挥的功能和它清醒时相比完全不同；

3. 大脑在睡着时，同样在为人体做着有意义的贡献；

4. 睡觉是生理本能，但如何更好地入睡则是一项需要学习的技能；

5. 处于成长期的大脑需要充足的睡眠，儿童长大以后的注意力和情绪管理能力都与此紧密相关。

我还喜欢把睡眠比喻为人体的电源，它控制着我们的身体和精神，让我们保持清醒和冷静。每天晚上的睡眠和白天的短暂睡眠，都是在给我们的大脑充电。婴幼儿的大脑不是灯泡，灯泡一旦断电就会彻底熄灭，但大脑却永远不会停止运转，所以给婴幼儿的大脑提供充足的电源供其运转就显得尤为重要。长期的良好睡眠可以提高大脑的能力，就像坚持举重训练会让肌肉变得更强壮一样。睡眠会让孩子们在身体上得到充分的休息和放松，让大脑保持健康积极的运转，使孩子永远处于身心的最佳状态。

刚刚我拿举重训练让肌肉变得更强壮来类比睡眠对大脑的积极作用，但这二者之间也存在一个显著的区别。当肌肉十分疲惫时，我们只需要停止不动、让肌肉休息，就可以恢复一定的力量，换句话说，我们不需要睡觉，也可以恢复一部分肌力，然而脑力却无法通过这种方式得到恢复。在繁重的脑力活动间隙或者过后，即使你全身放松躺下休息，你的大脑也依然会保持紧张运转，时刻准备着对任何可能出现的情况和任务做出反应。很多人认为，短暂的养神、放松也可以让大脑充电。事实上，这样的方法的确会在短时间内让大脑变得清醒，但它无法取代睡眠，恢复脑力的唯一途径只有真正的高质量睡眠。

睡眠问题不仅仅会在夜间困扰孩子，它的影响还会一直延续到白天。当孩子的大脑得不到充电和恢复，那么他们将会变得不够机敏、无法集中注意力且易受干扰。更严重的是，这样的情况会直接导致婴幼儿变得易怒、好动及懒惰。

相反，当婴幼儿学会了如何入睡，他们就学会了如何让自己保持最佳清醒状态。保持最佳清醒状态是一个需要特别强调的重要概念。我们习惯简单地把人的状态分为两种，一种是睡着，另一种是醒着。其实不然，这就好比一天有 24 个小时，但如果你简单地把这 24 个小时分成白天和黑夜，那你就不可能真正安排好这一天。在这 24 小时中，有清晨和黄昏，有凌晨和午后，它们都属于白天和黑夜，但对于人类生活而言，它们又都具有完全不同的意义和特点。所以，我们也需要在睡着和清醒这两种人类生理状态上做进一步细分。科学家对睡眠有不同程度的测量和定义，比如我们熟知的深度睡眠和浅睡眠；同样，当人保持清醒时，也有不同程度的科学划分，比如完全苏醒和神志模糊。最佳的清醒状态指的就是人从深度睡眠中完全苏醒后所具有的身心状态。

我之所以如此重视孩子是否可以保持最佳清醒状态，是

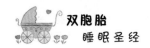

因为它完全由孩子的睡眠质量所决定，而且比较容易观察。当孩子状态不佳时，他们会显得昏昏欲睡或者过于兴奋。任何一种情况如果长期持续下去，最终都将殊途同归：孩子会在性格、情绪和行为习惯上出现不同程度的负面问题。很多学龄孩子的父母都会发出类似的疑问：我的孩子为什么总是注意力不集中？我的孩子为什么如此调皮捣蛋？我的孩子怎么动不动就情绪焦躁？这些令人头疼的问题，其实早在婴幼儿时期就被悄悄埋下了祸根。而真正的受害者不是别人，正是孩子自己，他们无法真正享受愉悦的校园和家庭生活，也无法从积极的校园教育和社会活动中汲取到他们真正需要的知识、技能和经历。

> 睡眠是在给大脑充电。睡眠就是人体的电源，它控制着我们的身体和精神，让我们保持清醒和冷静。每天晚上的睡眠和白天的短暂睡眠，都是在给我们的大脑充电。

越睡越香

除了夜间的睡眠，白天的小睡也会让婴幼儿受益匪浅。白天的短暂睡眠会让婴幼儿的大脑和身体得到新的能量，让他们在清醒时始终保持最佳状态。很多家长可能已经注意到，如果婴幼儿白天的短暂睡眠受到影响，那么他们的夜间睡眠也不会太好。有的家长认为，如果孩子白天精力十足，不愿意休息，那不如随他们去，筋疲力尽后晚上也许会睡得更香。结果往往事与愿违，日间异常精神很可能是孩子缺乏睡眠而过度兴奋的表现。从医学角度分析，当孩子们在白天完成短暂的睡眠时，他们身体里的皮质醇（压力荷尔蒙）含量会降低，皮质醇含量的降低会让孩子的身心压力变小，那么在清醒时也会更加恬静、温顺。而孩子的状态越是恬静温顺，他们就越容易在需要睡觉的时候安然入睡，也越容易进入深度睡眠。换句话说，白天的短暂睡眠会促进夜晚的深度睡眠。睡觉这件事情的最佳状态，就是拥有越来越令人满足的睡眠，且如此良性循环。

与之相反，想象一下你的身体在睡眠不足时会发生什么变化？为了对抗缺觉带来的疲惫，你的身体会分泌大量的刺激性荷尔蒙激素及其他生理激素，你会变得兴奋，但身心也极为紧张。你的交感神经系统会加速运转，你的身体会逐渐出现多种不同的感觉和反应，包括紧张、兴奋、亢奋、焦躁、不安、战栗、忧虑等。在短时间内，这种状态会帮助你克服疲劳，继续完成工作或者活动，有时甚至会冲破你身体的极限，让你坚持清醒很久。因为缺觉而极度困乏时的状态和很长时间无法呼吸一样让人痛苦，但身体的这种应激反应就好像突然给了你一大口氧气，大喘一口气后，接着慢慢地恢复平静。

我们的身体在缺乏睡眠、极度疲惫时会自动作出调整，通过内分泌的变化给你送来"一大口氧气"。这种突然的能量输送和爆发是人类身体具备的一种机能，但是它的重要性更适合原始人类，而不是现代人。原始人类生活在蛮荒之中，他们为了打猎需要几天几夜不睡觉并保持清醒，他们需

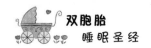

要随时准备打起精神和猛兽与大自然进行殊死搏斗，他们也需要快速逃生，而身体的应激调整可以帮助他们在极度疲劳、终日不眠的状态下获得生存，就像是在身体里装了一部涡轮增压机，在正常发动机力量不足的情况下，强行加速。然而，这种高强度的神经应激状态会严重影响到睡眠，也会影响到人在清醒时的思考和学习能力。想象一下那些睡眠不足的孩子们在学校的样子吧，他们可能从早到晚都浑浑噩噩、坐立不安、心智焦躁，想睡又不能睡，想学又学不进去，他们的全部能量都用在如何保持清醒上，而不是如何参与活动和学习知识。

如果你在醒着的时候同时兼顾多项任务并把自己搞得筋疲力尽，那样一来迟早会闷头睡过去。婴幼儿们和我们一样，他们也会在身心俱疲无法坚持的情况下沉沉睡去。但是在这之前，神经系统的过度亢奋和身体机能的透支所消耗时间如果太长，这对大人和孩子都会造成严重的伤害。就像你驾驶一部带有涡轮增压机的汽车，如果长时间极速行驶，将涡轮增压机用到极限，让发动机转速表上的指针始终维持在红线之上，那么你的整个引擎都可能因此而停转。

当你的双胞胎宝宝们在白天和晚上都能获得他们需要的高质量睡眠时，他们会轻而易举地在白天让身心都保持在最佳清醒状态，既不会昏昏欲睡，也不会焦躁不安。这样一来，等到晚上的时候，他们也会安然入睡，不给你带来一丝烦恼。

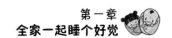

双胞胎是两个独立的个体

我在前言里提到过，异卵双生的双胞胎和同卵双生的双胞胎相比，在刚出生不久时，他们在生理机能和生活习惯上的同步性相对较弱，这就导致对他们进行睡眠训练的难度也相对较大。但我希望你们一定要记住，每一个宝宝都是不同的。对于双胞胎而言，他们首先是两个完全独立的个体，其次，他们在很多方面也存在很大差异。许多双胞胎的家长很早就注意到双胞胎在性格和习惯上的差异和不同，哪怕他们是同卵双生。

每一个婴儿都具有其独特的生理构造和特点，所以每一个婴儿在活动量大小、睡眠长度和哭闹时间上都各不相同，这些不同可能是极其微小的，但却是真实存在的。有一些婴儿很容易被"解读"，他们的睡眠和进食作息相对而言比较规律，容易预测，通常这样的婴儿哭泣时间较短、睡眠时间较长。这样的婴儿更容易学会自我安抚、更容易自主入睡，当他们在半夜醒来时，也更容易重新入睡。但我们必须面对的是，还有一些婴儿总是哭哭啼啼、永远需要大人去安抚，而你的双胞胎中的某一个婴儿有可能就是他们中的一员。请千万记住，这并不是你的错，这是婴儿与生俱来的不同特点，与你的备孕、怀孕和生产没有关系，与你的性格、脾气和习惯也没有关系。然而，在许多社会习俗和文化的约定下，大人们往往不能正确认识婴儿的生理差异，也不能很好地处理自己对此的感受，甚至常常将责任揽到自己身上，造

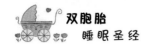

成不必要的心理负担。

在许多国家的育婴文化和习俗中，母亲们几乎从早到晚都抱着她们的孩子，母亲们的乳房可以二十四小时待命，随时喂养或者安抚那些饥饿烦躁的婴儿。因为兄弟姐妹之间的哭闹和烦躁程度相差巨大，所以当这些母亲们需要同时照看不止一名婴儿时，她们唯一能做的就是拼命喂孩子们喝奶，在孩子们烦躁时抱着他们使劲摇晃，或者干脆永远抱着孩子们在床上一起睡觉。我对这种带孩子的方法不反对也不鼓励，因为在这件事情上，没有真正的对错之分。如何照顾和抚养孩子不但是人们的自由，也是根据不同国家和地区的客观条件及文化习俗慢慢形成的。在此我只是想再一次指出，孩子们是生来不同的，而母亲们其实承担了很多她们本无须承担的责任和压力。

不管是异卵双生还是同卵双生，不管是两个男孩儿还是两个女孩儿，亦或是一男一女，如果你希望你的双胞胎宝宝能拥有良好的睡眠习惯，一个重要的原则就是尽早对他们进行睡眠训练。你越早开始对孩子们进行睡眠训练，未来生活中与睡眠有关的问题就会越少。自行入睡是一项可以教授和学习的技能，就像其他所有生活和工作技能一样。我强烈建议父母们提早建立起规矩并把这个技能教给孩子们。在开始的时候多花费一点时间和精力让孩子们建立起良好的习惯，比等到孩子们大了再去纠正他们的坏习惯要容易得多。不过，每项技能的教授和学习都不是那么简单的，需要不断重复地艰苦练习。

关于为什么我们要对双胞胎宝宝进行睡眠训练这个问题，我可以给出成千上万个理由，但在我具体给你们讲解如何训练之前，我仍然有更多非常重要的理论和知识需要你了解和学习，其中之一就是到底什么样的睡眠才能算作是健康睡眠？这就是我们在下一章节中要讨论的内容。

如果你很早就开始对双胞胎宝宝们进行睡眠训练，那么你和宝宝们在今后的生活中都会受益匪浅，不会被任何睡眠问题困扰。

第二章 | CHAPTER 2

健康睡眠的秘密

健康的睡眠可以让一个人保持思维敏捷和神志清醒，对大脑和身体都处于生长阶段的儿童来说更加意义非凡。健康睡眠一共包含五个重要元素，处于不同年龄阶段的儿童对健康睡眠有不同的需求，有的孩子需要完全达到这五个要素才能获得健康睡眠，有的则不需要，但毋庸置疑的是，当这五个重要元素可以合理地被实现时，孩子们就一定可以获得他们身体所需要的休息。在这一章里，我们将就这个问题进行详细的解释和讨论。

健康睡眠的五个重要元素分别是：

1. 睡眠总长度

2. 日间小睡

3. 睡眠深度

4. 入睡时间

5. 总体作息规律

随着你的双胞胎或多胞胎宝宝们一点点长大，他们的睡眠习惯和规律也不断地发生着相应的变化。作为家长，如果你可以及时注意到这些变化，并在育儿时进行及时而科学的调整，宝宝们会轻松度过每一个变化周期，并始终享受良好的健康睡眠。如果家长不了解或不能察觉到孩子身上的变化，也不对自己的育儿方式作出合理的调整，那么宝宝们一定无法得到良好的休息，他们会因此变得筋疲力尽，各种危害身心健康的问题会随之而来。

当宝宝们的睡眠习惯不断发生变化时，我并不希望你们去细数这些变化到底有多少个，因为那样会让你们变得过于敏感，进而会造成不必要的心理压力。但我可以告诉你们的是，足月出生的宝宝们在睡眠习惯养成和发展的过程中会经历五个重要的转折点，这五个转折点需要家长理解并做出反应。当你计算你的双胞胎宝宝们何时会迎来这五个转折点时，请使用他们的预产期日期作为计算的起始天，不要使用他们实际的出生日期。同时也一定要记住，这仅仅是一个比较具有代表性的变化时间表，它并不能被用来当作衡量宝宝是否健康的标准。我们在上一章中讲过，每一个宝宝都是不一样的，如果你的宝宝的睡眠习惯发展进程和这个时间表不一致，并不代表他有问题。你要做的只是了解这五个重要的转折点可能出现的时间和可能带来的变化，根据这个时间表来关注自己孩子的实际情况，以衡量他们睡眠习惯的改变和发展，并帮助你选择最佳的育儿方法。

1. 六周时，宝宝晚上睡整觉的时间开始延长，夜间入睡时间相对提前。

2. 十二到十六周时，宝宝白天的睡眠开始变得有规律，

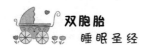
晚上入睡的时间较之前继续提前。

3. 九个月时，半夜爬起来哭着要喝奶的情况应该彻底消失了，白天应该只需要两次短暂睡眠，不需要第三次。

4. 十二到二十一个月时，早起之后的回笼觉或者早上打瞌睡的情况不再发生。

5. 三到四岁时，午觉或者下午的小憩开始变得不重要，孩子有时需要睡一会儿，有时不需要。

这些睡眠习惯的变化都是人体生理和机体发展所致，并且被人体内的两种调节机制所控制着。学习并理解一些关于人体调节机制的知识，不但可以帮助你更好地理解睡眠习惯的变化，还能帮助你理清这个问题的思路，并最终帮助你的双胞胎或多胞胎宝宝们拥有健康睡眠。

第一个控制并影响身体机能和睡眠习惯的人体调节机制被称作"自我平衡调节机制"。简而言之，这种人体机制的作用就是让人在缺乏睡眠时会感觉到困乏。人越长时间不睡觉，就会感觉越困，就会越迫不及待地想去睡觉。如果你偶尔失眠，这种调节机制会想尽办法让身体尽快入睡。长时间睡眠不足的人最终都要付出惨痛的代价，失眠和压力这仅仅是开始。这种身体上的应激反应体现了人体内部的生理机制，而作为人本身，我们却没有能力控制或者改变这种机能。与此非常接近的例子是，你的身体会对体温自动做出调节，如果身体感到热就会出汗，如果过热，还可能会脱水。作为成年人，我们身体里的"自我平衡调节机制"已经趋于成熟和稳定，具体到睡眠和作息上而言，成年人具有强大的自我调节能力，所以在睡眠受到影响时可以自己做出相应的调整。但不幸的是，婴儿对睡眠的生理需求却是极其不稳定的，受年龄的变化和个体差异发展的影响，婴儿自身无力对这种生理机制做出太多的反应。这就要求父母们来担负起这份重任，根据婴儿体内调节机制的变化，作出正确的育儿选择，确保孩子们能够睡好觉。

人体内的第二种调节机制叫作"生理节奏定时系统"，也就是我们大家都很熟悉的"生物钟"。这种调节机制通过调动人体内不同的基因和神经来控制人体生理功能的开启和关闭，以适应大自然的日夜交替。这个自我调节机制可以自动控制人体在正确的时间入睡和保持清醒，处于不同年龄和不同身体状态中的人们都会受这个体内机制的影响。一个人从婴儿成长到大人，生物钟的变化和调整贯穿整个成长阶段，每一个细微的变化都经历了不同的时间跨度，有些变化和调整需要一周或一个月来完成，有一些则要耗时数月甚至数年。但是，在生命最开始的几个月里，生物钟的变化频率尤其快速，让家长们和婴儿自己都措手不及、感到难以应对。很多父母们花费了很长时间终于了解了他们的孩子的睡眠习惯和规律，正要弹冠相庆时，却发现孩子的睡眠习惯又出现新的不同……这并不是父母们做得不好，而是孩子们变化太快。

睡眠总长度

睡眠总长度是健康睡眠的一个明显指标，也是婴儿健康睡眠的第一个重要组成部分，它是白天和晚上睡觉时间的总

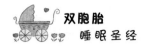
和。如果一个孩子的睡眠时间不够长，他必然会感到疲惫。但是到底睡多久才算足够呢？对于父母而言，我们又如何确定他们的睡眠长度是足够的呢？

从孩子的预产期开始算起，三到四个月大小的婴儿的睡眠时间长短绝大部分取决于婴儿自身大脑发育和生理需求，与家长如何喂养并没有太大的关系。在这段时间里，有的婴儿睡得久一点，有的则要短一点，这都是正常的，无须担心。这个时间段里的婴儿睡觉时间的长短完全可以满足他们身体和大脑对睡眠的需求，这是由生理机能而天然决定的。然而，一旦过了这个时间点，有时甚至会提前到六周左右，婴儿的睡眠时间长度就已经不受生理需求控制，而是受家长的养育方式影响了。换句话说，这时的婴儿睡觉能睡多长时间，很大程度上取决于家长。同时，这一时期的婴儿在白天的行为也开始受到睡眠长度的影响，睡眠足够的婴儿恬静乖巧，睡眠不足的婴儿则哭闹不止。

不同年龄大小的婴儿的睡眠长度到底应该是多少？这一问题的详细答案和信息你可以在本书第五章中找到，但我需要另外和大家分享几条和所有新生儿、婴儿睡眠相关的信息。

在新生儿生命的前几天中，他们每天大概会睡十六到十七个小时，这十几个小时可能是断断续续的，其中最长的一次睡眠也只会有短短两三个小时。所有双胞胎和多胞胎宝宝们都具有这一睡眠特点，无论他们是男孩还是女孩，也不管妈妈们是母乳喂养还是用奶粉喂养。

在新生儿生命的第一周过后一直到四个月左右的时间段中，他们每天的总睡眠长度会从十六七个小时下降到十五个小时，但是每天中最长的一次睡眠的长度会较最初的两三个小时大大延长。每个孩子的每日最长睡眠长度是不一样的，但通常应该在四到九小时之间。最长的这次睡眠通常应该发生在夜里，而不是白天，这种睡眠规律的调整应该在预产期之后六周时完成。许多不同的研究结果共同揭示，这种睡眠规律的变化背后所反映的是新生儿神经系统的发育成熟进程，与父母的喂养方式，尤其是具体的食品种类（比如是否开始添加辅食）毫无关联。

但许多父母看到这里都会说："我们的真实经历与你所写的完全不同啊！"

是的，许多四个月以内的婴儿每天睡觉的时间过长，也有些婴儿睡觉的时间过短。不过，在前几个月里，你还是可以大胆认为你的孩子们已经获得了他们所需要的充足睡眠，因为他们体内的调节机制在前几个月会起到一定的作用。但是，对于双胞胎和多胞胎而言，如果其中的一个或者几个孩子在这一阶段中一直哭闹不停且难以安抚，或者出现了急性腹痛的症状，成人就必须加以干涉了。

新生儿体型微小，便于"携带"，你可以带着他们去任何你需要去的地方而不必过于担心他们休息不好，因为当他们想休息的时候，自然就会睡去。大概在六周左右，大部分婴儿已经对身边的人和物有了初步的意识，但这种意识还是相对模糊和浅薄的。而到了四个月时，婴幼儿们对身边事物

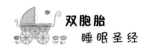

的兴趣会大大增加，他们会被一只吠叫的狗吸引，会喜欢上那些随风摆动的枝条，总之他们的注意力会被各种各样新鲜的事物所占据，而此时，他们的睡眠将会因此而受到干扰和影响，他们可能在该睡觉的时候没有睡觉，而是去观察什么新鲜事物了。

从预产期开始计算到第六周左右，绝大多数婴儿会第一次露出有意识的笑容并且将笑容当作是一种沟通的方式，在这之前他们可能也会笑，但那多是无意识的、或者是自己对自己笑，真正的社交意识还并未形成。当他们可以在与人互动的情况下露出笑容时，他们的社交意识开始形成，社交兴趣开始建立，社交学习也正式开始。即便他们的社交意识在第六周左右出现了显著的发展，但只要他们还没有长到四个月，他们的睡眠就不会因为社交活动受到影响。当他们的身体需要睡觉时，即便身边有非常有趣的事情在发生，他们也会睡着；当他们的身体告诉他们该起床时，即便他们的父母都在做着美梦，他们也会毫不客气地起来……不管父母是按时喂养婴儿，还是按需喂养，这种情况都必然会发生。

许多父母认为，婴儿的睡眠多和饥饿程度有关，他们认为如果孩子吃饱了就能睡得更久，如果感到饥饿就会哭醒。事实上在这一阶段，饥饿对婴幼儿睡眠的影响可以说微乎其微。真正有可能在这一阶段影响婴儿睡眠的是婴儿体内的褪黑素。褪黑素是人类大脑控制分泌的一种荷尔蒙激素，婴儿在出生三到四个月时体内开始出现褪黑素。褪黑素在人体内的分泌量会在晚上达到高峰，从而让人开始感到困意，褪黑素还可以让紧张工作了一天的肌肉和内脏得以放松。这就是为什么婴儿在三到四个月大的时候不会再昼夜不分，腹部痉挛和其他肠胃问题也会开始得到改善。

此外，有的人不喜欢或者常常忘记关灯，屋子里总是灯火常明，但即便在这样的环境下，婴儿在三、四个月时也依然会形成正常的睡眠习惯。这告诉我们，周边环境的亮度和婴儿的饥饿程度一样，都无法在这一阶段成为影响婴儿睡眠作息的因素。双胞胎和多胞胎常常会成为早产儿，但即便是早产儿，其睡眠习惯的发展依然会遵循这一时间规律。如果一对双胞胎在预产期前四周出生，他们睡眠习惯的变化就会比按时出生的婴儿晚上四周。有人认为早产儿比按时出生的婴儿更早接触周边环境，从而会更早养成良好的睡眠习惯，其实不然。

"一觉睡到天亮"的真正含义

从孩子的预产期开始计算，到孩子出生后数周的时间里，妈妈们如果在晚上 9 时到 11 时之间为孩子哺乳，然后一直等到第二天凌晨 4、5 时再进行一次哺乳，这样的话，孩子算不算是一觉睡到天亮？

我们首先需要谈谈"一觉睡到天亮"的真正含义。

简单使用"一觉睡到天亮"来表示孩子有高质量

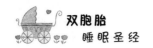

的睡眠是不准确的，正确的说法应该是"有规律的夜间睡眠"。当你的双胞胎宝宝可以在晚上连续睡眠4～6小时，你就可以说他们已经拥有"有规律的夜间睡眠"，这种情况通常发生在预产期之后的第6周左右。在这一时间段，孩子们大约在晚上6～8点入睡，这比他们之前的入睡时间要早。他们大概会在第二天早上6～7点醒来，而在这之间，他们只需要进食一次或者两次。有时你会很幸运，整夜都没有被孩子们吵醒，但这种情况并不经常发生。

在孩子出生后的前几个月内，夜间喂养他们一到两次是很正常的现象，有时再多几次也没有关系。所以我认为，只要这种夜间喂养是有规律的，孩子的入睡和起床时间也是良好和相对固定的，那么我们就可以说这个孩子的夜间睡眠是有规律的。在这一阶段，婴儿一觉睡到天亮是不现实的。

日间小睡

我们都经历过午后困意袭来的那种感觉，如果时间和条件都允许的话，在那个时候小睡片刻应该是世界上最幸福的事情之一了。如果得不到休息，即便是成年人，在那个时间段内也可能处于无精打采的状态，这是因为生物钟在发挥作用。一个人午后是否感觉困倦，与他当天早上几点起床或者前夜的睡眠质量有一定的关系，但并非全部由之决定。白天的小睡是人体进行自我调节的一部分。注意，我并没有将小睡完全定义为午睡，因为每个人的小睡时间完全不同，尤其是幼小的婴儿。

对于婴儿和幼儿而言，日间小睡是他们健康睡眠的第二个重要组成。在婴儿成长至三到四个月时，他们在白天的小睡时间开始形成规律，并逐渐对之产生依赖。我认为及时且足够的日间小睡会让孩子们在白天始终保持最佳状态，小睡会帮助孩子身体完成必需的自我调节，让头脑从困倦中解脱出来，保持清醒和良好的状态。只有在这种情况下，婴儿才可以愉快恬静地度过美好的一天，大孩子们也才可以用最佳的状态完成他们的学习任务。反之，如果让孩子在困倦中度过一天或者坚持学习，效果可想而知。

在孩子们养成午睡习惯之前，他们更倾向于在上午的时光打个盹。当孩子们在上午小睡时，像"快速动眼睡眠"（在这个睡眠阶段，眼球会快速地移动）这样的浅睡眠远远超过安静的深睡眠，而午睡则主要由深度睡眠构成。研究显示，由于光线强烈，白天人体内的褪黑素分泌较少，大量发生在此时的浅睡眠可以在婴儿时期对个体的脑发育产生积极的影响。即便是对于成年人而言，由浅睡眠构成的晌午时小睡也具有重大的意义。研究还揭示，浅睡眠对于人的情绪、心态有着显著的调节作用，而深度睡眠则主要是让人的体能得到恢复。已经工作的成年人可能没有机会在上午打个小盹，甚至连午睡也是一种奢望，但既然我们知道了这些科学道理，就让我们全力保证我们的孩子们可以拥有这些宝贵的

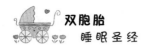
小睡机会吧！

　　个体皮质醇激素分泌程度与人的精神压力紧密相关，该激素分泌程度越高，人就越会觉得有压力。经过测量，科学家们发现这种激素的分泌在小睡时会显著降低，因而人在小睡的时候会明显感觉格外轻松。换句话说，如果不进行日间小睡，人体的压力就无法得到释放。

　　我自己进行的研究也显示，大部分4个月左右大小的婴儿在白天需要小睡3～4次，其中第3次小睡通常发生在下午晚些时候，甚至是黄昏时刻。但是，当婴儿长到6个月大小时，84％的婴儿会慢慢形成规律的日间小睡，在白天只有两次小睡；而9个月时，几乎所有婴儿都只需要在白天有两次小睡，第3次或第4次小睡再也不会出现了。到了孩子们过1岁生日时，83％的婴儿继续保持着这个日间小睡的规律，但是到了15个月大时，还保持日间小睡两次的孩子数量下降到44％。到了21个月时，几乎所有的孩子仅需要在白天有一次小睡（如果你的孩子在日间突然完全不需要小睡，或者出现其他睡眠上的紧急情况，请看本书的第五章）。

　　我的研究还显示，有些婴儿天生就不喜欢在白天睡觉，他们的日间小睡只能维持很短的时间，而有的婴儿则生来就享受睡眠，即使在白天，一旦入睡就很难再醒来。婴儿的日间小睡习惯和睡眠长度受遗传基因的影响很大。作为父母，我们可以把那些在白天也沉溺睡眠的孩子们直接叫醒，却无法让那些不喜欢睡觉的孩子更久地入睡。在6个月大时，5％的婴儿白天小睡总时间不超过2.5个小时，而80％的婴儿在白天睡觉的总时间在 2.5～4 小时，还有 15％的"小睡爱好者们"每天都要小睡超过 4 个小时。所以，如果你的第一胎，或者是双胞胎中的一个孩子，或者是你的所有孩子都不喜欢在白天长时间睡眠，这并不代表你做错了什么，只是他们生来如此。

> 如果你的双胞胎宝宝中的一个总是不喜欢在白天长时间入睡，你可能会发现他的夜晚入睡的时间会比另一个要早，我知道这会给你带来很大的麻烦，因为你的时间需要被一分为二，而这是我们一定要解决的一个问题。唯一的方法就是尽一切努力将两个孩子的睡眠时间同步。本书的第三章会具体讲解如何进行双胞胎睡眠同步训练。

如果一个孩子从来不在白天小睡，这就意味着他失去了应有的健康睡眠。如果这种情况持续发生，会进一步影响孩子晚上的睡眠质量。另外，幼儿看护者应该对一些意外情况做好心理准备，比如家人及朋友的到访和他人借住会打乱孩子的睡眠规律，再比如孩子自身不适（尤其是耳朵发炎）难以入睡。当偶尔遇到这类情况时，孩子们会在晚上那一觉中把白天的损失都弥补回来。但从长期发展角度看，这对孩子没有益处。有的家长因为各种原因，不能保证孩子日间充足的小睡时间，就会选择在夜间提前 1～2 个小时哄孩子入睡，而如此长时间发展下去，孩子的睡眠状态是不健康的，身心发展也都会随之受到影响。由此可知，所谓的"补觉"只是偶尔有用的行为，长期的睡眠损失是无法弥补的。

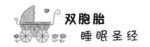
熟睡程度

双胞胎或多胞胎宝宝健康睡眠的第三个重要因素是睡眠深度，更具体来说，是熟睡的程度。这里所说的熟睡程度和前面提到过的睡眠深度有很大关联。睡眠深度指的是生理上的深度睡眠和浅度睡眠，而熟睡程度指的是深度睡眠是否可以不受干扰地持续下去。一般来说，干扰分为两种，一种是来自外界的声、光、行动等客观事物的干扰，还有一种是人在睡眠中时常会出现的那种将醒未醒的状态，这种状态也是一种干扰。有的人很快就能彻底醒来，而更多人则会先有几秒钟的意识然后很快重新入睡。不管是哪一种干扰，如果睡眠已被打断，我们都称这种被打断的睡眠为被干扰的睡眠，或者叫破碎的睡眠。

很多父母在哄孩子入睡时会把他们抱在怀中，通过摇晃、安抚让他们入睡；还有很多父母会借助手动或自动的摇篮安抚孩子入睡；有些父母发现孩子们在车上更容易入睡，于是他们就把孩子放在车上在外兜风，试图让车辆行驶时产生的震动促使孩子入睡；还有些父母会使用其他富有"创意"的方法帮助孩子入睡。但是，所有这些依靠给婴儿制造某种"动作"或"震动"来让他们入睡的方法都会导致孩子在白天和晚上的睡眠倾向都变成破碎的睡眠。

熟睡10个小时和断断续续睡10个小时是完全不同的两种睡眠状态。许多特殊工作的从业者，比如急诊科医生、消防员、警察，当然还有新生儿的父母们，对此都有深刻的理解。不间断的熟睡对体能、情绪、心理的恢复和调整都是十分有效的。

支离破碎的睡眠对人体所产生的负面影响和睡眠时间不足对人体的影响十分相似，会让人在白天经常发困，严重影响到所从事的工作或学习。对于健康的成年人而言，哪怕仅仅是一个晚上没睡好，也会对第二天的精神头、注意力和情绪造成很明显的影响。对儿童而言，更是不言而喻。

睡眠过程中也会不可避免地出现一些"梦醒时分"，这是正常现象。我们都应该有过那种突然清醒，然后仅仅几秒过后就再次睡去的经历。在这种情况下，我们身体的一部分醒来了，但整个人其实还是处于浅睡眠的状态。我们的孩子们也可能有这样的体验。这种将醒未醒的状态有时还会更持久一些，比如你会有意识地看一看几点了，再翻个身，或者伸展一下腿脚，然后继续睡过去。小孩子也是一样的，他们在这种状态下也是很快地醒来，活动一下，再重新睡去，并不会真正干扰完整的睡眠。真正的干扰往往来自于"自我保护性的惊醒"，多因睡眠时呼吸不畅造成，尤其是在扁桃体或淋巴结发炎时。这样的干扰虽然属于正常情况，但如果长期存在并且高频率的发生，对人体还是有害的，因为它客观上影响了一个人睡眠的完整度。

我对那些因为被干扰而长期无法熟睡的小孩子的健康和发育状况表示担忧，但这个问题的实质并不在于孩子为什么会被干扰，因为有些干扰是不可避免的，这个问题的实质是孩子在被干扰之后为什么无法自己重新睡去？这反映了孩子

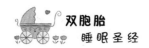

不具备自己重新睡去的能力，这时，我的睡眠训练法就有用武之地了，因为孩子是可以通过训练来掌握并提高这种能力的。同时，当孩子们最终学会了如何依靠自己而不是家长的帮助重新入睡时，那些"梦醒时分"发生的频率也会大大降低。

我的研究显示，在5个月大时，孩子个性中的固执程度和注意力的集中程度开始和日间小睡的睡眠质量及熟睡质量产生紧密关联。从许多家长们的描述中我们也可以得知，那些拥有稳定且高质量日间小睡的孩子们，坚持做一件事情的时间也会更久。这种关联在孩子长到3岁时将体现得更为明显，不仅仅是注意力，连孩子对不同环境的适应力也将随着睡眠质量的提升而得到保证，这些都是孩子未来可以在学校取得成功的关键因素。

入睡时间

健康睡眠还取决于对入睡时间的准确判断和把握。

要想更好地理解入睡时间对健康睡眠的重要性，我们需要先来看一看人体内部的四个主要生理规律的发展和建立。第一个规律人人皆知，它就是睡觉和起床这一每天都要反复进行的生理循环活动。婴儿出生时都是醒着的，但很快就会睡着，然后会在接下来的十小时内第二次清醒并再度入睡。这时候他们的清醒时间是完全可以预测的，而且并不是因为感到饥饿才醒来，我们也无法从科学角度解释这到底是为什么。我们唯一可以确定的是，这一生理规律在人出生之后立刻形成。随着大脑的发育和身体的成长，这种规律会慢慢改变。

第二个生理规律和体温相关。人体体温在白天持续上升，在夜晚则下降到最低水平。6周大小的婴儿在晚上入睡时的体温要大大高于其后半夜的体温，而6周过后，随着体温在晚上睡眠期间降得更低，夜间睡眠所持续的时间也变得更长。在12～16周，所有婴儿的体温变化规律都趋于稳定。所以，从体温的变化我们也可以解释为什么婴儿在晚上入睡前的哭闹程度会从第6周开始逐渐下降，夜间睡眠也开始逐渐稳定。同时，我们也可以得知，12～16周是一个关键的时间点，婴儿们这时应该建立起良好的白天睡眠规律，因为他们的体温变化已经稳定。

第三个生理规律在3～6个月时开始发挥作用，它就是我们之前曾提到过的皮质醇激素分泌程度。该激素的分泌程度也是有一定规律可循的，在清晨时分泌格外旺盛，在半夜时降到最低，在日间小睡时也会有相应的下降，这都和婴儿的作息有着紧密的关系。

最后一个生理规律是褪黑素的分泌。新生儿刚刚出生时，其体内的褪黑素运转水平非常高，这主要是因为由母亲体内分泌的褪黑素通过胎盘保留在了新生儿体内。大约1周，来自母亲的褪黑素在新生儿体内逐渐消失。等到第六周时，婴儿才会开始自己分泌褪黑素，但是一直3～4个月时，婴儿自身的褪黑素分泌能力也都处于极低的水平。接下来，婴儿分泌褪黑素的能力开始变强，并且逐渐呈现出"晚上旺

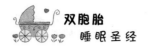

盛白天低落"的规律，最终在 6 个月时，荷尔蒙的分泌和褪黑素的分泌彼此相互关联、互相促进，对睡眠规律和作息时间产生重大的影响和作用。有一件事我要特别提醒大家，婴儿和儿童在任何情况下都不应该服用补充褪黑素或刺激褪黑素分泌的保健品或药物，有些家长误信服用这类药物会增加孩子体内的褪黑素的分泌程度从而让孩子的睡眠质量得到提高。然而事实上，没有任何研究和临床试验能证明婴儿及儿童服用这类药物是安全的。

我希望你们通过阅读以上内容，可以明白人体体内的生理规律在生命的最初几个月中就可以得以形成和发展，这四大规律分别是：入睡和苏醒、体温变化、皮质醇激素分泌和褪黑素分泌。这对于成年人来说也有借鉴意义，如果我们可以在体温快要达到或者刚刚过了最高点时上床睡觉，那么我们的睡眠和体温的降低过程就完全吻合，就很容易拥有一次又长又好的睡眠。反之，如果我们在体温偏低时入睡（往往在半夜），那我们的睡眠长度和深度都会大大减少和降低。

> 了解人体体内生理规律的变化，让睡眠与之同步，是拥有高质量睡眠的诀窍。

需要调换夜班的工作人员无法让他们的作息时间和体内的生理规律同步，这导致他们的睡眠质量不佳，并极易引发头疼以及肠胃方面的毛病。因为旅行而调整时差是另一个睡眠无法和体内生理规律同步的例子，调整时差经常让人倍感痛苦，无法完成正常的工作和生活。

当我们思考孩子的入睡时间这一问题时，我们应该把睡眠看作是促进孩子大脑发育的食粮，它和母乳或者配方奶对孩子身体所具有的重要性是一样的。作为母亲，你不会首选在嘈杂烦乱的环境中对孩子进行哺乳，当你需要哺乳时，通常会寻找一个安静的私密空间。但如果孩子饿了需要喝奶，即便当时所处的环境不太合适，或者有别的事情要做，妈妈也不会置之孩子的需求不理，而是会尽量满足他们的要求或者总是提前做好相关准备。

那么，对于孩子对睡眠的需求，妈妈们也应该抱以同样的态度。当孩子不饿时，我们常常不会强迫他们喝奶或者吃东西，因为当他们感到饥饿之时自然会让成人知道。同样的道理，成人也不用强迫孩子睡觉。再比如，妈妈若因为工作很晚才能回家，她一定会提前做好安排，让爸爸或者他人代为照顾。所以，不管成人有什么事情，都不应该影响孩子的入睡时间。如果孩子坚持等待而错过了最佳入睡时间，那么他们的大脑就会因为"饥饿"而受到损伤。

我时常提醒家长要特别留意孩子的个性化"睡眠信号"，因为每个孩子在想要睡觉时都会做出一些特别的动作或者反应，而家长要做的就是通过观察找到这些特别的信号，从而破解孩子的睡眠习惯，更好地满足他们的睡眠需求。通常，如果孩子出现以下行为，往往就代表他们已经累了或者快要睡了：孩子突然不说话也不吭声了、孩子突然变得安静和低落了、孩子的眼神直勾勾地看着前方……如果细心的你能及时发现这些信号，当这些信号刚一出现，立即张罗孩子去

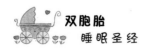

睡，此时的孩子基本上会不哭不闹、安然入睡。我非常喜欢用冲浪运动来对此进行类比，因为观察并发现孩子的睡眠信号和冲浪运动有着共同之处，那就是抓准时机！在冲浪运动中，最重要的事情就是冲浪者要观察并确保自己可以在浪头达到最高点之前进入，在浪头即将完全落下之前冲出，哪怕时机稍有偏差，也无法做出完美的动作。

与此相同，如果你的孩子没有按时入睡，并最终由于过于疲惫而无法睡去，这就会全方位地影响他的入睡时间和大脑发育。此时的孩子不是不想入睡，只是困乏与烦躁紧紧将他包围。孩子的困意就像海上的浪花，只有在"浪头快要冲到顶峰时"睡去，才能在"浪花泄下时"醒来并保持最佳的清醒状态。细心观察孩子发出的"睡眠信号"，可以帮助家长破解孩子的"困意波浪"，但要记住的是，每个孩子都是独一无二的，家长需要特别留心才可以。另外，孩子自己也可以学会"睡眠冲浪"，这样一来便可以在感到困倦时睡去。有的孩子学得快，有的学得慢，但这终归是一种可以学习的技巧，一旦学会，入睡轻松无比。

总体作息规律

健康睡眠的最后一个组成部分是作息规律。联系上一点讲，一旦我们掌握了孩子们日间小睡和晚上入睡的最佳时间，我们就一定要持之以恒地坚持下去，帮助孩子们最终养成良好并稳定的作息规律。对于双胞胎家庭而言，两个孩子的作息规律是否可以同步，对孩子自己以及整个家庭的生活都起到至关重要的作用。

作为父母你需要知道，双胞胎宝宝晚上入睡的最佳时机就是困意来袭之后、过于疲惫之前的那一小段时间。在本书第 47～49 页上，你可以找到一个非常有用的列表，上面列举了许多在这一"黄金入睡时间"里孩子可能会表现出来的举动，只要注意学习和观察，很容易掌握。一些自己带孩子，而且工作过于繁忙或者上下班路程太远的家长，当他们把孩子接到家时可能已经错过了孩子们的最佳入睡时机，他们孩子的入睡时间通常会变晚一些，这也是无奈之举。

如果每天晚上的入睡时间都相对一致，孩子们的生活会变得简单许多。这里的一致，并非要求孩子们的入睡时间每晚都要分秒不差，而是指他们每晚都应在一个相对固定的时间段睡着。对于婴儿来说，这个时间段应控制在 30 分钟之内，对于稍大一些的幼童，则可以将这个时间延长至 60 分钟。如果长期不能形成规律，入睡时间前后变化过大，对孩子所造成的影响就相当于不断地在进行旅行和倒时差，这样一来孩子会变得疲惫、躁动，严重者可能会出现轻度的神智混乱。

一份针对学前班幼儿的研究报告显示，那些作息规律不佳、入睡时间变化无常的 4、5 岁儿童，在学前班里的表现常常会让老师和家长们感到头疼。从老师们那里的反馈可以发现，这些儿童在学校几乎都会出现不服从管教、对学习毫无兴趣的状态，甚至是和其他小伙伴争吵、动手。事实上，无论是在医学领域里还是在教育学领域中，越来越多的研究

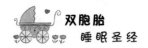
与调查不断揭示并证明，孩子的睡眠作息情况和他们在学校的表现之间存在某种密切的关系。

有的时候，因为一些客观原因（疾病、旅途、急事等）你无法保证孩子的睡眠条件。这样的情况难免会出现，你大可不必因此而过于担心或者自责。你只需尽力建立良好的作息规律，并保证它在绝大部分时间里被孩子们遵守即可。

我在前面的章节里多次将睡眠比作食物，如果睡眠真的是一道大餐，那我刚刚就为大家提供了烹制这道大餐所需要的五种原料，它们分别是睡眠总长度、日间小睡、睡眠深度、入睡时间和总体作息规律。你的宝宝们的大脑和身体迫切地需要这道大餐，这五种原料将保证他们从这道大餐中摄取充分的营养，从而健康成长。

在下一章里，我将教给大家睡眠这道大餐具体的烹制方法。换句话说，就是告诉大家究竟怎样才能让你们的宝宝们学会自行入睡。就像我们不可能永远给宝宝们喂食一样，睡眠这道大餐需要宝宝们自己去吃。这并不容易，但是可以做到。

睡眠筑梦童年，让孩子茁壮成长；睡眠改变人生，让健康永远相伴。

双胞胎睡眠秘笈

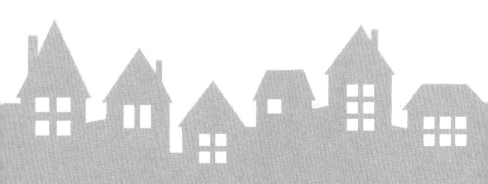

第三章 | CHAPTER 3

双胞胎睡眠训练法

睡眠是人体的生理需求，但是如何入睡却是一项可以学习的技巧。在这一章里，我们将讨论如何对双胞胎进行睡眠训练，以及组成这个训练体系的五个简单步骤。这一训练体系从本质上来说就是大人如何管理孩子们的睡眠活动，如何做好并完善计划和安排，从而帮助孩子们在适合的时间自行睡去。孩子们是否可以在需要睡觉的时候自己睡去，是育儿生活甚至是整个双胞胎家庭生活中至关重要的一个环节，这既可以保证孩子们健康成长，也能够确保大人们得到足够的休息和个人空间，最终让家庭的方方面面都实现良性循环，不让繁重的育儿任务对成人的工作和生活产生负面影响。

所有参与者"达成一致"并"通力合作"是这一训练计划顺利实施最为重要的前提。夫妻双方自然不用多说，需要特别注意的是，如果爷爷奶奶和姥姥姥爷，或者其他亲友以及保姆也来帮助你们带孩子，那么一定要让他们和你们保持一致。如果任何一个人在睡眠训练中将刚刚建立起来的睡眠规律打破，或者干脆不理解也不执行这个计划，那一切都无从谈起。在第四章节中，我们会一起讨论团队合作在睡眠训练中的重要性以及如何在家庭中建立起这种团队合作。

"我只是希望有人能告诉我到底该怎样才能养成良好的睡眠习惯，因为我需要我的双胞胎宝宝们也拥有这样的习惯。我个人不是很想太早就开始训练他们，但我相信，这种训练还是越早开始越好。"

何时开始训练

在你将双胞胎宝宝接回家之后的短短几个月里，相比起他们是否能按时睡觉、是否能自行入睡这样的问题，你更加关心的还是他们的身体各项机能是否正常以及他们的体重有没有正常增长，这种心态和关心的侧重点十分正常也可以理解的。事实上，如何喂养双胞胎或者多胞胎新生儿是一件极具挑战性也极其重要的工作，正因为如此人们才常常忽略了孩子们的睡眠问题。筋疲力尽的家长们若能满足孩子们的胃口就谢天谢地了，哪里还有精力去关心孩子们的睡眠是否健康（其实，对于那些只需要照顾一个孩子的父母来说，这种情况也很常见）。可我想要提醒大家的是，这种情况虽然常见，但并不代表我们不需要去改变它。

双胞胎的早产率大大高于单胞胎，双胞胎的体重也通常小于他们实际胎龄所应该达到的标准。而任何早产婴儿患上肠胃食道逆流症的几率都相对较高，所以对于他们的喂养往

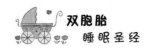

往需要遵循"少食多餐"的原则，他们需要频繁进食，每次进食还只能吃一点点，从而防止逆流造成呕吐。当你将宝宝们从医院接回家后，严格地遵守每三个小时喂食一次的守则的确对宝宝们很有好处，但这样的进食时间所带来的副作用也显而易见，就是宝宝们和你的睡眠规律都难以建立。

作为双胞胎的父母，请记住，多早开始睡眠训练都不算早，而睡眠训练的实施时间越早，最终的效果也就越好。话虽如此，但在宝宝们降临人间的最初几个月里，请不要将睡眠训练搞得过于严苛。相比起严格执行，你更应该做的事情是了解你的孩子们，并根据他们的特点慢慢培养良好的和睡眠有关的习惯，从而进一步鼓励他们掌握自我安抚的技能。自我安抚是一种宝宝们可以学会的技能，这种技能将让他们不哭不闹地自行安然入睡。越早开始教授他们这项技能，他们就能越早学会。

下面我将详细介绍五个睡眠训练的具体步骤，这五个训练步骤，除了第二个之外，其余都是专门针对四个月以下的双胞胎宝宝们的特点而制定的。看完下面的内容，你将会学到如何处理并解决出现在这一年龄段内宝宝们身上的睡眠问题。第二个步骤稍有不同，它主要是讲保持短暂的清醒间隔时间对睡眠训练所带来的好处，而这一特点同样适用于年龄较大的幼童。你可以在宝宝们回到家的第一天晚上就展开睡眠训练，但是别忘了我们在第一章里讲过的内容：生理机能上，夜间睡眠规律要等到宝宝们长到 6 周大小时才逐渐形成，而日间小睡的规律要等到宝宝 4 个月左右才能建立，实施睡眠训练需要理解发生在宝宝们身上的这些生理规律和变化。在宝宝们长到 6 周时，你就可以逐渐提高执行睡眠训练的严格程度，这样到宝宝 4 个月时，这一训练就应该初见成效了。

让双胞胎宝宝安然睡去的五个步骤

步骤一：在双胞胎宝宝困意袭来却还未睡着时，将他们从怀抱里放下

那些每天晚上都躺在母亲双乳间或者依偎在父母身体上睡去的双胞胎宝宝们很快就会养成必须要家长安抚才能入睡的习惯，从而难以学会自我安抚。这样的宝宝，无论是日间的小睡还是夜晚的久睡，都需要父母参与其中，他们在半夜偶尔正常醒来时也无法自行重新入睡，总要哭喊着寻找父母的安抚。如果他们在睡着时总是躺在妈妈的胸前、爸爸的肩上、老人的臂弯里或者那些各式各样的摇篮摇椅中，他们就很可能将这些感觉和睡眠联系起来，一旦找不到这些感觉中的某一种就不肯自己睡去。久而久之，睡眠规律不良，大脑发育受影响，父母白天黑夜连轴转，无法保持最佳的身心状态，各类其他问题也可能相应而生。

相反，如果我们在宝宝们困意刚刚袭来却还未睡着时就及时将他们放下，给他们机会，让他们在自己的床里学会如何安抚自己并自行入睡。这一睡眠技能和习惯的养成将让整个双胞胎家庭受益。

婴儿们，特别是早产的婴儿们，通常会在每次喝奶时快

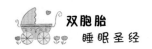

速睡着。即便是早产儿，如果在他们原定的预产日过后，看护者若还是要将宝宝抱在怀中、为他们哄睡并且直到孩子睡熟才肯放下，那么看护者就是在剥夺他们学习自我安抚的机会。你需要做的是尽量缩短父母安抚的过程和时间，同时要把握时机，在孩子处于一种昏昏欲睡却还没睡着的状态将他们放下。看护者不可以让他们保持这种状态太久，因为如果强行让婴儿保持清醒的话，可能会让他们受到刺激而重新变得兴奋并难以入眠。

有的时候，你就是任性地想把两个宝宝中的某一个抱在怀中，看他睡着。温柔的父母怀抱着熟睡的婴儿，这看起来的确是一幅既安宁又美丽的画面，同时这也让你有机会和一个宝宝亲密接触，这对于新手双胞胎父母来说，是个很难得的机会。除去这种偶尔的任性和需求，你还是应该尽可能地在孩子们困意袭来却还没睡着的时候将他们从你的怀中放下。如果他们因此而大哭，那就把他们抱起来安抚一下，然后稍等片刻再试着放下。如果他们在被放下以后没有大哭，只是轻声抽泣或者喃喃自语，那么你既可以选择先把他们抱起来轻哄、稍后再次放下，也可以选择静静坐在一旁看他们是会慢慢睡去还是大声哭起来。

每个父母对此的心理底线都是不同的，有的父母既无法忍受孩子的痛哭也舍不得孩子小声的抽泣，有的父母则可以接受孩子在接受睡眠训练时所必须经历的哭泣。对此，我的建议是听从你自己内心的声音，让自己感到舒服也是睡眠训练最终可以成功的重要前提。

养育双胞胎足以榨干父母的每一分精力，所以多数父母一定会寻求他人的帮助，无论是来自亲友，还是雇用的月嫂和保姆。但问题也随之而来，因为这些人在照顾婴儿时往往既细心又疼爱，所以他们很难做到在孩子昏昏欲睡时及时将他们从怀里放下。特别是当这个人晚上和宝宝同睡一屋以方便照顾他们时，做到这一点就更是难上加难。作为父母，如果你希望睡眠训练可以成功，希望孩子未来的睡眠质量有所保证，也希望你正常家庭生活可以在孩子幼年期间保持良好，那么就请你严密关注所有"看护者"是否严格地遵循已经制定的睡眠训练计划，彼此形成坚实的"同盟军"。

困意袭来

黄昏总在夜晚前现身，正如困倦总在入睡前袭来。人体内部的困倦程度是慢慢积累上升的，就像大海中的波涛一点点汇聚形成一样。在困意逐渐形成并爆发的过程中，身体会出现许多反应，成年人都知道如果上下眼皮打架或者哈欠一个接着一个，就说明人已经十分困倦了。但是婴儿并没有这样的意识和自觉性，虽然他们的身体会对困倦做出相似的反应。这就要求父母密切观察他的孩子们，一旦发现孩子出现了以下所列状态，就要立刻抓住准确时机帮助孩子以正确的方式入睡。

活动减少：婴儿的活动方式和他们的年龄紧密相关。年

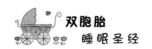

龄稍大的孩子们，经常爬行或者坐立，再大一点的会来回走动，很小的婴儿则是不断蠕动或者伸展腿脚。如果他们困了，所有这些活动都会明显地减少。

动作变慢：当婴儿的活动量减少时，你就要注意看他们的动作是否同时变慢，动作变慢表明他们的精神和身体力量都不足以继续让他们像平常那样保持活跃。

发声减少：婴儿发声方式中最常见也是最重要的就是哭泣了，但除了哭泣之外，婴儿还会发出许多声音，呜呜声也好，啊啊声也罢，婴儿在清醒时能够发出的声音有许多种。如果你听到宝宝们的呢喃之语变得越来越少时，你就该知道他们是困了。此处有一点需要大家注意，就是如果婴儿大哭不止且越哭越凶时，往往是因为他们错过了上一次睡觉的时间，这时孩子困极了却难以入睡，难受至极。

吸吮力度减缓、变慢：不论你是亲喂还是使用奶粉喂养，你都能注意到当他们感到困倦的时候，吸吮乳头或者奶嘴的力度会显著减轻并变慢。

安静沉默：此处所说的安静沉默并不单单包括刚才提到的发声减少，还包括孩子整个身体和精神的状态——他们将变得不言不语、不急不燥，这又表明他们真的困了。

对周边事物失去兴趣：婴儿们对周边事物总是充满了极大的兴趣，他们时时刻刻都会被任何人与事物长时间地吸引。如果你注意到你的双胞胎宝宝对周边事物的兴趣逐渐下降，无论看到什么有意思的东西都不再一直盯着，这就表明他们的困倦程度正在不断积累，你可以准备好让他们去睡

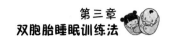

觉了。

眼神发呆：当婴儿们对周边事物的兴趣大幅度下降时，他们的眼神开始发呆，很难一直注视那些平时让他们感兴趣的事物，这并不很难观察。

上下眼皮打架：不管是成年人还是小宝宝，都具备这一身体机能！上下眼皮一打架，收拾收拾洗洗睡吧。

如果婴儿错过了最佳入睡时机，变得过于疲劳，他们的身体也会做出相应的反应：

哭闹不停

频频眨眼

兴奋不已

愤怒不止

步骤二：让双胞胎宝宝在白天获得充足的睡眠，每次睡眠间隙的清醒时间不宜过长

当宝宝们长到12～16个月大小时，他们对日间小睡的需求开始显现，日间小睡的时间规律也大多会集中在早上9时到下午1时之间。多数4个月以下的婴儿在白天需要长时间的睡眠，即便中间清醒过来，时间也非常短，常常很快就重新睡去。在调查中我发现，很小的婴儿喜欢在每次醒来1小时之内迅速再次入睡，即便是长大一些以后，他们也还是只会保持1～2个小时的清醒时间，然后心满意足地回到梦中。

那些因各种原因无法按时入睡的婴儿和儿童会变得很难取悦，他们会焦躁、他们还会常常愤怒继而难以遏制地大

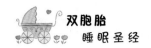
哭，然后带着满心沮丧和痛苦在更加疲惫中无力地睡去。小婴儿在这种情况下不舒服的体验和成年人极度困乏之时的感觉非常相似。他们会如成年人一样在困意难当时感到晕头转向或者头疼不止；他们会和成年人一样觉得自己像是被强行上紧了发条的机器，明明很累却不能休息；他们也会感到眼睛干涩、喉咙炙热、意识模糊和微小的肌肉疼痛。可是，和成年人不同的是，这些极度困乏的双胞胎宝宝无法开口告诉我们他们正在经历的感受，也无法在没经历过训练的情况下给自己安抚。所以，如果想让宝宝们不要经历类似的身体痛苦，我们就需要把他们清醒的时间尽量控制得短一些，这样他们就可以很快重新入睡，我们也无须担心他们不能获得充足的睡眠。

如果你的双胞胎宝宝是足月出生，那么从你把他们从医院接回家里的第一个晚上到前三四个月为止，睡眠训练最重要目标之一就是尽量让你的孩子们在白天每次清醒的时间短一点。如果你的宝宝早产，那么他们原定的预产期才是你开始训练的第一天，在这之前，他们需要特殊的照顾，睡眠训练对那时的他们来说为时尚早。

在白天，多多尝试在简单的身体安抚之后，赶在小婴儿们昏昏欲睡却还未睡之时将他们从怀中放下，让他们快速睡去。有的时候，孩子清醒之前的那一觉时间过短，也许成人只需要等待二三十分钟就可以尝试让他们再次睡去；有的时候，孩子可能会睡一个超长的午觉，然后可以清醒很久，在这种情况下，他们下次的入睡时间可能要等到一个半小时甚至两小时之后。以上这两种情况都非常常见。

这一规律既无法用严谨高深的科学道理来解释，也没法用一个可以精确到分秒的睡眠时间表格来进行记录并加以遵循。平均而言，孩子每次清醒 1～2 个小时之后再睡去是一个比较理想的时间长度，但这个数字也仅仅是一个参考，不可以拿来当作硬性标准。可即便是参考，也应该了解，1～2个小时这一数据更大的意义在于它提供了一个时间的上限，即我们不可以让 4 个月以内的婴儿在白天的清醒时间超过两个小时。但如果一个婴儿每次清醒的时间都很短，比如只有二三十分钟就又睡过去了，这也是正常的，短于 1 小时的清醒时间对孩子的整体睡眠质量和规律完全没有任何影响。

4 个月以内的婴儿，绝不可能在长时间清醒无法入睡后还能保持愉悦，他们需要尽可能多的美梦时间，也需要合理的清醒时间。短暂的清醒时间可以保证婴儿的神经官能在受到足够刺激的同时不至于过分兴奋，这样婴儿可以保持一种相对愉悦和放松的情绪和状态，这有利于睡眠训练，婴儿也可以相对容易地学会自我安抚和自行入睡。

双胞胎宝宝的日间小睡越规律、越充足，他们在晚上就会睡得越香。有些父母担心孩子在白天睡得太多，或者每次小睡中间清醒的时间太短，会导致孩子晚上睡不着，这种看法是不正确的。如果他们在白天没有获得质量良好的小睡，他们的神经系统会做出反应，产生多余的能量，对晚上的睡眠造成不同程度的影响。同样的，如果孩子们在晚上睡得很香，也会为第二天白天的小睡打下良好的基础。如果他们在

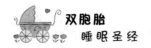
晚上睡得不好，总是惊醒、哭闹，那么他们早上醒来时一定是疲惫不堪的，在婴儿身上，这种疲惫不堪有时会通过更凶猛的哭闹表现出来。总之，日间小睡和夜间睡眠是相辅相成、互相影响的。

4个月以下的婴儿白天每次清醒1～2个小时之后再睡去是一个比较理想的时间长度，但这个数字也仅仅是一个参考，不可以拿来当作硬性标准。即便是参考，也应该了解，1～2个小时这一数据更大的意义在于它提供了一个时间的上限，即我们不可以让4个月以内的婴儿在白天的清醒时间超过两个小时。如果他们的清醒时间很短，比如只有二三十分钟，那也是没有问题的。如果婴儿白天的清醒时间超过了两个小时，他们的身体和精神都会变得过于疲惫和兴奋，反而会影响他们整体的睡眠质量，让他们更难入睡，从而影响睡眠训练计划。

刚刚开始进行睡眠训练时，即便仅仅是双胞胎中的一个宝宝表现出了困倦，父母也应该同时将两个宝宝一起从怀中放下。睡眠训练进行到中后期的时候，看护者可以根据两个孩子的实际特点和状态进行一些调整，尤其当你的双胞胎宝宝是异卵双生时，你需要更多地考虑到他们两个人的个体差异。但请记住，这要一直等到训练的中后期。在训练开始的时候，规则很简单，只要一个人困了，那两个人就都得去睡。

起初，新手父母很难准确地侦查到孩子困意袭来时身体发出的信号，可能会过早或过晚地把孩子放下。对此不用太过担心，父母也需要一段时间来学习，只要你保持耐心和细心，并且绝对保证执行力的坚决，你会很快在睡眠训练的过程中收获成功和喜悦。

同床共枕还是分榻而眠

当双胞胎宝宝从医院被接回家中后，很多父母会习惯性地将他们放在同一个婴儿床中。毕竟宝宝们在妈妈的子宫里一起待了很长时间，他们很熟悉也很享受两个人拥抱在一起的感觉。我们在前面一章提过，从生理发展而言，新生儿体内的生物钟还没有形成，所以在这一阶段，父母并不会注意到双胞胎宝宝在睡眠上体现出来的个体差异。当然，如果你选择在他们从医院一回到家里时就直接把他们放进两个不同的婴儿床，我也完全支持你的决定。

有时候，在预产期过去几天之后，其中一个宝宝会明显地比另一个更难取悦，主要体现是哭闹增多和睡眠渐少。一旦这种情况出现，父母应该将两个孩子分别放进不同的婴儿床里，以减少哭闹的宝宝对另一个宝宝产生的负面影响。这种影响既可能来自于噪声，也可能来自于情绪，对两个宝宝同时养成良好睡眠习惯非常不利。通常而言，这种睡眠上的个体差距会一直等到预产期过去的数周或数月之后才逐渐开始显现。不管什么时候，只要这种情况出现，那就是时候将两个宝宝分开睡觉了，尤其当他们稍微长大一点之后，每个孩子都需要更大的独立空间。

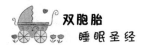
在我的研究调查中，80%的父母在双胞胎从医院回到家后会将他们放进同一个婴儿床，让他们整日待在一起。到4个月左右，许多父母开始在睡觉时才将"形影不离"的双胞胎宝宝分开。只有大约20%的家长会在孩子4个月之后依然坚持将他们放在一起睡觉。

在睡眠训练最开始的时候，只有一个规则，那就是如果一个宝宝困了，两个宝宝就都要去睡！

还有的时候，双胞胎宝宝中的一人可能会被疝气或者肠胃食道逆流症所困扰，一旦其中一个宝宝出现上述任何一种症状，看护者就必须将他们放入不同的婴儿床休息。不过，在现实生活中，许多看护人会选择白天将孩子们分开，夜晚则重新让他们睡在一起。这样的做法好处多多，一方面可以让两个宝宝在白天互不打扰从而获得充足的睡眠，另一方面还可以让两个宝宝在夜间依然保持亲密的联系并一起去适应和学习夜间睡眠中所需要经历的挑战。宝宝们白天的睡眠得到保障以后，在夜间他们会很少醒来，即便醒来，也更容易学会自我安抚的技能。这样一来，即便是其中一人的身体没有处在最佳状态，也还是有很大可能会让两个人都拥有稳定而健康的夜间睡眠。

除了将两个宝宝放进不同的婴儿床，许多家长会采取更加"激进"的措施，在住房条件允许和实际状况要求下，会干脆将两个孩子放到不同的房间里。许多家长相信这种做法会对睡眠训练起到助推作用，因为这样可以把两个"问题"

分开，然后分别击破。当然，也有一些家长选择将孩子们直接放在大人的床上，和大人一起睡觉。这种一家人共睡一床的情况，在新生儿家庭里也并不少见。对此我不好发表什么意见，因为每个家庭、每位看护者对此都有各自的看法和心理接受程度，父母和孩子的亲密程度到底该如何衡量完全取决于父母自己的选择。

我认为，在遵守睡眠训练计划的前提下，父母应该拥有一定的空间去选择他们到底愿意在孩子们睡眠时离他们远一点还是近一点，或者还是彻底分开。但我需要再次提醒广大希望成功进行睡眠训练的家长们，在这件事情上的选择和做法会对睡眠训练的效果产生重大影响。有一个比较折中的办法，比如让双胞胎宝宝们睡在自己的房间，其中一位看护者也可以睡在那个房间里或者房间门口，这样当孩子们夜里因为饥饿或者其他原因醒来时，这名家长可以很快地提供食物和安慰。有些父母可能会选择这样做，这既能让孩子们有机会独立培养睡眠习惯，也能至少让父母中的一人能够在晚上睡一个整觉。有的父母可能睡眠极深，婴儿发出的声音并不一定能够每次都将他吵醒，或者这位看护者完全受不了半夜被吵醒，因为更希望通过训练让孩子们和大人都可以睡一个整觉。

作为父母，无论你们做出什么样的选择，都请记住，这个选择应该是由你们夫妻双方根据自己的切实需求而做出的共同选择，它应该首先让你们两个人感到舒服。影响这个选择的重要因素主要来自两个方面，一是完全来自于父母的个

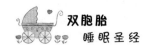
人感受和心理接受程度，另一个则来自于文化习俗。孩子的爷爷、奶奶们一定会告诉、甚至强迫你们接受他们对此事的看法，你们身边的一些成年人朋友，尤其是一些同样也做了父母的朋友们，也会与你们分享许多这方面的经验。很多时候，以上这些人所说的与你们所想、所做的完全不同，在实际情况中甚至会发生一些激烈的观念冲突。

对此，我强烈希望所有父母可以听从自己内心的声音，遵从自己内心的感受，做出最适合自己、最让自己感到舒服的决定，而不是尝试去让其他人感到满意。与此同时，你也应该对此保持灵活，究竟如何更加合理地安排孩子的睡眠是一个需要不断观察、不断调整的过程，绝对不是一劳永逸的事情，孩子们的身上会不断涌现出不同的特点和需求，我们需要做出相应的调整和变化。

在美国，如果父母决定让孩子们和他们同睡一张大床，他们很可能因此在自己的生活圈子里备受争议。这种争议并非空穴来风，事实上，从安全角度出发，美国儿童医学学会明确反对孩子和大人同睡一床的做法。如果实在想和孩子们一起休息，我建议你和儿科大夫讨论此事，他会对你提出很多相关的建议。在现实生活中，常常会有这样惨痛的案例，例如父母的身体或者被褥不慎压到孩子造成孩子窒息。

在我的调查中，只有非常少的父母选择和孩子们同睡一床。但也有一种例外情况，就是当一个孩子生病或者需要其他特殊的照顾时，和爸爸妈妈同眠也许可以让宝宝们在夜间睡得更香。如果出现这种情况，我强烈建议父母使用特殊的床具以保证孩子的身体和生命安全。那种可以和成人的大床连在一起的儿童床在市场上很容易就可以买到，使用这种床具，既可以让宝宝近距离地得到父母的特殊关怀，也可以给大人和婴儿更多自由的睡眠空间，保证睡眠质量和避免潜在的危险。

步骤三：练习并形成一套固定的睡前安抚程序

在孩子们入睡前，许多父母通常会执行特定的程序去安抚孩子，烘托并加深他们的睡意，这一系列的安抚会慢慢变成一套固有的睡前程序。一些家长在孩子日间小睡之前总会先喂孩子奶喝，接着拍嗝，然后唱一首歌或者抱着他们摇摇晃晃，而到了晚上，家长们多数会选择给宝宝们洗个澡，然后讲个故事。每个家长都不一样，但或多或少会在我刚刚提到的这些方法中选用一种或者几种来促使孩子们安然入睡。

事实上，我想让大家明白一个真理，无论在孩子睡前选择何种事情都不重要，重要的是选对时机！换句话说，唱歌也好、讲故事也好、喂奶也好，如果看护者没有在适宜的时间完成这些安抚程序，歌声再好听、故事再吸引人、奶香再浓，也丝毫不会让宝宝们快速地进入梦乡。另外一个关键点在于，成人是否可以坚持做到在同样的时间完成固定的程序。如果看护者仅仅是抓准了孩子将要睡去的时机，但是今天唱歌，明天跳舞，后天又什么都不做，孩子也就很难感受到看护者想要传达出的信息和用意，无法形成固定的条件反射。

理想状况下，除去洗澡时间，睡前的安抚程序应该保持

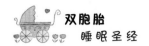
在 10～20 分钟。这个时间很重要，因为当注意到孩子有困顿迹象并启动安抚程序之后，若看护者仍旧继续长时间的安抚（比如一直唱歌或为孩子讲故事），可能会让宝宝们重新变得兴奋从而难以入睡，也可能你还在进行着安抚步骤他们就已然入睡……亲爱的读者，**此处大家要特别注意，睡眠训练十分忌讳的一点就是孩子在安抚步骤实施的过程中就已经睡去。前面的章节强调过，看护者一定要在孩子昏昏欲睡但还没有完全睡着的时候将他们放下，任何安抚程序也应该在此刻终止，否则他们就不会掌握自我安抚并入睡的技能。**练习并养成一套固定的睡前安抚程序是很重要的事情，这件事情应该从孩子们回到家的第一天就立刻开始，这样他们慢慢就会知道，每当他们感到困倦时，爸爸妈妈就会对他们做这些事情，当这些事情做完之后，就该是时候自己闭上眼睛去睡觉了。

下面我给大家提供一些比较简单有效的安抚方法，单独或者结合起来使用，可以帮助孩子们变得安静、乖巧，并逐渐进入良好的睡前状态，为正式入睡做好准备。

有节奏的轻微晃动：作为成年人，我们都知道乘坐飞机和汽车时特别容易睡着，哪怕原本并不困倦，但是安静地坐在椅子上晃来晃去，很容易就进入梦乡。这种有节奏的轻微晃动可以显著加深人的困意，对成年人以及婴幼儿都同样适用。当你注意到双胞胎宝宝困意袭来并准备开始对他们进行安抚时，你可以把两个宝宝中的一个抱在怀里轻轻摇动，或者让宝宝的头靠在你的肩膀上，竖着抱着宝宝轻轻晃动；如果你有合适的工具，比如双人摇摇椅、双排婴儿车，你也可以同时把两个宝宝都放进去，然后一起摇动他们，让他们感受如同坐车时的规律性晃动。**但是请千万切记：不要就这样让他们进入梦乡……**在他们即将真正睡去之前，一定要从臂弯里把他们放下，或者从摇椅中把他们抱出来。这个方法和下面的其他方法都只是睡前的安抚程序，使用的目的是增加他们的睡意，而不是直接把他们哄睡着，最后那一步必须由他们自己完成。

轻微的压力：无论对成人还是婴儿来说，当我们感觉特别温暖特别安全时，都会相对容易入睡，这就是为什么有的大人喜欢在入睡时让被子把自己紧紧裹住或者将身体蜷缩在一个角落以感受到一种舒服的轻微压力。市场上有一种类似于襁褓的婴儿睡衣，可以把孩子的身体包裹起来，在入睡前，你可以给宝宝们穿上这样的襁褓睡衣，或者也可以只是简单地把他们紧紧抱在怀中。不管怎样做，都会让孩子感到自己被包裹着，这种人为制造的轻微压力会让孩子感到曾经在妈妈的子宫里才有的温暖和舒适。同样，这些做法也只可以维持很短的一段时间，在他们真正入睡前，要坚决停止。还有一种方法可以制造出对睡眠有促进作用的轻微压力，就是给宝宝按摩。用双手直接在宝宝的肌肤上轻抚和按摩，这也可以作为常用的睡前安抚程序。

吮吸：大部分家长都知道，如果想让孩子变得平静甚至睡去，让他们保持吮吸绝对不会出错。而让孩子保持吮吸的办法一是让他们含着妈妈的乳头或者使用奶瓶喝奶，二是让

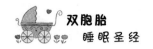
他们使用安抚奶嘴，三则是允许他们吮吸自己的手指和手腕。是否使用安抚奶嘴并没有在广大家长中达成共识，有的家长担心过分使用安抚奶嘴会造成一些口腔和牙齿方面的问题，就这一点而言，没有任何科学和医学的证据能够表明这个担心是有必要的。

我对使用安抚奶嘴唯一的担心来自于完全不同的角度。安抚奶嘴经常容易从宝宝的嘴里掉落出来，而很小的宝宝并不具备自己找到安抚奶嘴并将它重新放入嘴里的能力，这时就需要父母不断地帮忙去寻找并重新把它放进孩子的嘴里，这对父母来说有时候是一件令人烦躁的事情，而且客观上也会打断安抚程序的连贯性。如果你的双胞胎宝宝们酷爱吮吸，你应该鼓励他们更多地去吮吸他们的手指和手腕。

我知道这个观点和许多家长的认知相悖，有些国家和地区的文化甚至反对小宝宝们吃手，但同样，从科学和医学的角度讲，这种反对是毫无道理的。如果小宝宝们知道他们的手指和手腕就长在他们的肢体末端，他们可以随时把它们放进口中吮吸从而获得安抚，这个过程不需要父母的任何帮助，这是多好的一件事情啊！很可惜，有的宝宝并不喜欢吃手，或者在需要吮吸时还不能明白自己有手指可用。也许，当你怀抱并摇晃宝宝时，可以刻意把宝宝的手臂解放出来，看看能否促使他们去吸吮。当然，也有许多宝宝，生来就是吃手的小能手。

声音：所有宝宝们都很喜欢音乐，不管是摇篮曲还是其他美妙的旋律，宝宝们也很喜欢在感到困倦时听到那种轻微的嘘声和哼哼唧唧的声音，抑或是大人的轻言细语。宝宝们在妈妈的子宫里就已经开始听到外界的声音了，而他们最熟悉的无疑是妈妈或者爸爸的声音。许多父母会对孩子进行胎教，他们会读书、讲故事、唱歌或者对着还在妈妈肚子里的孩子们聊天。所有这些声音在宝宝们出生以后都还会留在他们的记忆里，当他们听到这些声音时，他们会觉得熟悉、温暖、舒适，从而准备好甜美地睡去。

同样的，一些家长喜欢用一些"奇怪"的声音，准确地讲是"奇怪的噪音"，来尝试安抚宝宝们。比如吹风机的声音、吸尘器或者电风扇的声音，或者任何可以发出奇怪声音的家用机器。这些声音也可以帮助宝宝们安静下来并增进他们的睡意。市场上经常会售卖一些可以发声的婴儿助眠玩具，这些玩具往往可以发出海浪声或者丛林中的鸟叫声，这些声音也对增进孩子的入睡有作用。看过这一段后用心的看护者就应该知道，制造助眠声音很简单，并不需要特意去花钱购买什么工具。

温水洗澡： 参与到我的调查研究中的绝大部分双胞胎父母们都在问卷中提到，给宝宝们洗一个温水澡是他们固定的晚间睡前程序。让宝宝们在温暖的水中放松，然后再把他们裹进温暖的毯子里，宝宝们通常会因此变得愉悦和安宁，为随后的安然入睡打下了良好的基础。这听起来的确是个不错的主意，你们觉得呢？

事实上，即便是很多年龄很大的儿童，也依然觉得在睡前洗一个温水澡是一件特别舒服和美妙的事情。有的父母甚

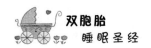
至喜欢在白天也给孩子洗澡，把洗澡当作是日间小睡的一个安抚手法。对此我认为，如果父母时间充沛、精力十足，这么做当然没问题。但通常情况下，给孩子洗澡所耗费的时间和精力还是比较巨大的，所以绝大部分家长一般只会在晚上或者早上做这件事情。作为父母，你无须因为别的父母一天能给孩子洗好几次澡而感到自己做的不好。

> 无论你选择在睡前对你的孩子们做什么事情，都没有你做那些事情的时机重要。

连贯的、始终如一的睡前安抚程序不一定非要由一个人来完成，既可以是爸爸也可以是妈妈，还可以是其他照顾孩子的亲人或者保姆，每个人做事的具体方法肯定都不尽相同，但只要大体上的步骤是一致的，那就没问题。睡前安抚程序并没有一个可供参考的标准化模板，没有任何研究可以显示具体哪一种程序是最好的。每个孩子都是不一样的，每个父母也是不一样的，聪明的看护者们要学会因人而宜。

一位父亲曾经专门询问我，是不是一旦建立起一个睡前程序，就必须每晚都准确无误地将这套程序里的每一个步骤都做完？如果某一个晚上有什么事情耽误了其中一件事情，会不会让整个睡眠训练前功尽弃？特别是他实在受不了每晚都给两个孩子洗一遍澡，能不能两三天一洗？我对那位父亲说："建立起一套程序，并有坚持如一做下去的决心是很好的，但如果需要，你可以做任何你想做的改变。"那位父亲随即说，我把给孩子洗澡这件事情当作一个帮助孩子入睡的工具，但仅仅是当孩子真正需要时我才会用这个工具。

在此我希望大家记住，睡眠训练法的根本目的是在帮助孩子获取良好睡眠从而健康成长，同时也让大人也获得充足的休息和家庭生活的空间。如果有任何事情让大人感到疲于应付或者需要改变，那就应该毫不犹豫地立刻改变。至于我们究竟该如何掌握这个度，如何既连贯且始终如一地建立起睡前安抚程序并将之付诸实践，又保持灵活性，还可以根据大人们和孩子们的实际情况和需求做出适当的改变和调整？我的答案很简单：只要你的这套睡前安抚程序可以在孩子们困意来袭之时被实施，就一定可以帮助孩子们将生理上的困倦和来自外界的这些安抚紧密地联系在一起。一旦这种联系被建立，这些安抚程序就会起到促进睡意的功效。父母要尽可能保持这套程序的连贯性，并尽量坚持每晚都做，但偶尔的跳过，或者必需的改变，并不会影响整个计划的实施。

> "对于我们家而言，最好的睡前安抚程序是这样的：我们会给孩子们一人一个安抚奶嘴，然后给他们换上干净的纸尿布，再用一个薄薄的针织棉毯将他们轻轻包裹起来，我们会把他们放到自己的床上，将整个房间弄得很阴暗，同时将电风扇打开以制造一些可以促进睡意的噪音。每当我们开始做这些事情的时候，我们的孩子们就知道睡觉的时间到了，不管是白天还是晚上，他们都会立刻放松下来，很快就昏昏欲睡了。"

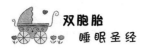

保证睡前安抚程序的顺利执行并杜绝外界干扰

新生儿在出生后的几天内的大部分时间中都在睡觉，而如果是早产儿（双胞胎的早产率相对比较高），他们持续睡觉的天数会更长。在这期间，因为他们一直昏睡不醒，所以你几乎可以在任何时间带他们到任何地方去，哪怕周边环境再嘈杂或者再明亮，他们也会风雨无阻地睡觉，看起来完全不害怕任何来自外界的打扰。

但是，一旦过了这个时间（因人而异，可能几天，可能几周，需要父母自己观察发现），所有孩子们都会对外界环境变得敏感，睡眠状态也很容易被外界所干扰。他们首先会对自己所处的环境表现出强烈的好奇心，喜欢四处观望打探，并开始尝试触摸。他们会开始对光亮产生反应，会被过强的光亮或者突然的闪光所惊吓，哪怕这光亮仅仅是来自于一台照相机。如果他们所处的环境有太多的干扰和刺激存在，他们可能很难入睡，即便可以入睡，他们的入睡长度和深度也会大受影响，睡眠质量令人担忧。这些干扰和刺激包括但不限于：成年人大声说话，车辆行驶的噪音，院落里孩童们玩耍时的欢呼和尖叫，大城市里无处不在的各类工业噪音，躺在婴儿车里时被来回晃动，过于明亮的日光或人造灯光等。如果孩子们长久地处于这样的环境中，他们就会长时间的保持清醒导致过度疲劳。一旦孩子们因为难以入睡而产生过度疲劳，他们就很难再入睡也难睡熟了。

当你在孩子还很小的时候就开始尝试建立起完善的睡前

安抚程序以及日间小睡作息时，千万不要忽略了一点，就是他们能否安然入睡以及能否拥有一个健康的深度睡眠，很大程度上取决于他们在醒的时候是否处于一个良好的状态。当你努力将睡前安抚程序建立起来并确保可以持续执行之后，请更加努力地去营造一个美丽又安静的家庭环境吧，尽一切可能杜绝外界的不良刺激和干扰。

步骤四：对双胞胎进行全面的同步化训练

我前面反复提到过双胞胎的个体差异问题，我也反复提醒父母一定要发现、注意并重视这些个体差异，在进行睡眠训练时尽可能地考虑到这些差异，从而做出相应的调整。但是，当睡眠训练进行到一定程度之后，最重要的步骤之一就是要对双胞胎进行同步化训练，让他们的进食和睡觉时间都尽量保持一致。这一同步化训练的步骤完成得越早，对今后家庭育儿工作和生活的益处就越大。

无论你的双胞胎宝宝是同卵双生还是异卵双生，你都需要对他们进行同步化训练。如果父母不进行这个同步化训练，他们很可能会被自己所生的这对双胞胎逼疯。如果不进行同步化训练，父母两人根本就不足以同时应付工作、家务和育儿，父母自己的身心健康也无法得到保证。与其说让双胞胎生活同步化是帮助双胞胎更好地成长，不如说这其实是父母自己在帮自己的忙。在我的调查问卷中，所有的双胞胎父母都一致认同并一再强调这一步骤的重要性。在实际生活观察中，我们通常会发现，同卵双生的双胞胎比异卵双生的双胞胎更加容易达成同步，但这并不意味着他们就不需要训练。

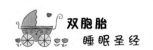
> "我的双胞胎宝宝们的作息时间决定了我的大脑是否可以保持清醒！我曾经一度被他们折腾到崩溃，但随着我为他们逐渐建立起同步的作息习惯之后，我必须承认，一切都好起来了，不夸张地讲，这种感觉就像重生一样！"

进食同步化

大部分双胞胎的父母们进行睡眠训练的步骤都遵循着一个不成文的规定，即首先将两个孩子的吃饭时间同步化，然后再将夜间睡眠的时间同步化，最后一步才是将两个人日间小睡的时间也同步进行。在睡眠训练的大框架下，这个顺序不仅合理，而且必要。大多数双胞胎都是早产儿，在他们出生后，所有人最关心的事情只有一件，就是他们能不能尽快增重，因为那标志着他们的生命发育状况。许多家长要一直等到双胞胎宝宝成长到他们原定的预产期时才会发现，每3小时将他们叫醒并喂奶是最佳的喂养方案。如果你的双胞胎宝宝是足月诞生，或者在将近37周时才出生而且没有体重过轻的问题，那么你完全可以考虑在夜里不要太过频繁地因为喂奶而把他们叫醒，不过在白天你还是应该遵循每3小时喂一次奶的最佳时间规律。

当你决定延长夜间喂奶间隔时间时，请咨询你的儿科医生，因为医生还需综合考虑其他问题才能同意你这么做，如果孩子有肠胃食道逆流症，那你非但不能延长夜间喂奶间隔，还要更加频繁地叫醒他们给他们奶喝。不过，如果医生许可，你这么做会让你的宝宝们的发育更健康、更完美，因为没有人愿意半夜被吵起来好几次，而且当喂奶间隔被延长以后，宝宝们每次反而会喝掉更多的奶，对他们的营养摄入有很大好处。同时请注意，如果你不确定自己的孩子们是否摄入并吸收了足够的营养，那么你应该持续关注孩子的体重变化，如果孩子的体重正常增长，那么你就可以更加大胆地减少夜间喂奶的次数，以提高孩子的睡眠质量。

进食同步化训练最简单也最有效的一个策略就是：一个人饿了，两个人一起吃。换言之，如果父母决定给一个孩子喂奶，那么另一个就也必须一起来吃，哪怕他并不饿或者还在睡觉，也必须坚决把他叫起来，告诉他该吃奶了。总之，同步进食成功的唯一目标和标准就是两个孩子一起吃喝，这样我们才可以开始向着下一个目标努力：一起睡觉。不管是哺乳喂养，还是奶粉喂养，不管是在孩子完全清醒的情况下喂养还是在孩子半梦半醒时进行喂养，在刚刚展开睡眠训练时，父母都要保证两个孩子同时被喂养。

你可能听说过这句话"永远不要叫醒熟睡中的宝宝"，但如果你有一对双胞胎，请忘掉这句话吧，它并不适用于你家的情况。记住，健康的睡眠可以带来良好的食欲，如果你真心希望你可爱的宝宝们能变成胃口十足的健康胖宝宝，就要保证他们的睡眠，如果睡眠不健康，再多、再好的食物也无法让他们成为快乐的健康宝宝。而为了长久的睡眠健康，在开始阶段强行实施同步进食是非常必要的。

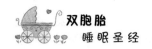

那句流传甚广的育儿名言"永远不要叫醒熟睡中的宝宝"并不适用于拥有双胞胎的家庭。为了成功进行睡眠训练，父母首先必须要实现双胞胎宝宝们的同步进食，而为了实现同步进食，有时就必须迫不得已地叫醒熟睡中的宝宝。父母无须为此担心，这只是暂时的情况，而且长远来看，有利无弊。

夜间睡眠同步化和日间小睡同步化

在前面的章节中我们讲到过，随着婴幼儿大脑的发育，他们的睡眠规律和其他生理规律也不断发展并趋于成型。正常的夜间睡眠规律往往会在婴儿预产期过后 6 周左右开始形成，正常的日间小睡规律（通常在上午 9 时到下午 1 时之间）则会在预产期过后 12～16 周开始形成。这一生理发展的时间周期适用于所有婴儿，无论他们何时出生，重量大小。所以，即便你的双胞胎宝宝们在出生时有很严重的体重和发育问题，他们的睡眠规律及生理规律的形成也一样会遵循这个时间周期，和其他足月出生或者出生时重量正常的宝宝们别无二致。

许多家长认为夜间睡眠的质量好坏和他们的宝宝们的体重有直接联系，他们相信只有当孩子的体重达到某一个标准之后，他们才可能会有足够的营养和体能在夜里睡更长时间的觉。而事实上，增重与睡眠的关系并非如此，相比增重而言，生理规律的发展周期才是最重要的，也是人类身体机能自身所决定的。由此可见，预产期过后的第 6 周左右是开展睡眠规律同步化的最佳时机。

在具体实践过程中，父母还是应该对睡眠时间同步化训练做好充分的思想和知识准备。父母应该制定出精确到几点几分起床和入睡的时间表，并开始严格执行。许多家长发现，如果可以将制定好的计划和时间表全部写在纸上并粘贴或悬挂在家里各个显眼的地方，那么这个计划被执行的严格程度会大大提高。特别是当家里的其他人，比如孩子的爷爷奶奶、你们聘请的月嫂或保姆，或者任何偶尔来帮帮忙的友邻，都能清晰地看到你们贴在墙上或者冰箱上的计划时，他们会更好地理解到你们对此事的要求以及执行此事的决心。

即便你的双胞胎宝宝们在出生时有很严重的体重和发育问题，他们的睡眠规律及生理规律的形成也一样会遵循这个时间周期，和其他足月出生或者出生时重量正常的宝宝们别无二致。

如果你在之前进行同步进食训练时严格贯彻了"一个人饿了、两个人一起吃"这一核心原则，那么当你开始进行睡眠同步化训练时，自然而然地会开始遵循"一个人起床，两个人都起床"这一睡眠同步训练的核心原则。当然，有的时候会出现一个人要同时照顾两个宝宝的情况，在这种情况下，不管是进食同步化还是睡眠同步化都变得不太可能，因为一个人只有两只手，没有办法兼顾如此复杂的任务。如果真的出现这种情况，这个人完全可以先叫醒一个宝宝，然后

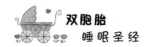

适当给这个宝宝一些安抚，再去叫醒第二个宝宝。如果是喂食，同样如此，先喂饱一个宝宝，再去喂第二个。

我所说的"同步"并不意味着分秒不差，如果我要求父母都做到百分之百的同步，那是完全不现实的。但是，我要求父母尽可能地向分秒不差努力，当"一前一后"这一事实无法避免时，尽可能地缩短另一个宝宝等待的时间。在现实生活里，有太多会影响或打乱我们训练计划的事情发生，比如疾病，再比如外出度假，还有的时候，明明已经建立好的规律莫名其妙地就突然崩溃了。这样的情况虽然时有发生，但是经历过睡眠训练的双胞胎宝宝们会相对容易地在这些干扰因素和事件过去之后重新回到正轨，而那些没有经过训练的宝宝们一旦生活规律被打断，可能要花上父母很大的精力才能回归正常。

让我再说得明白一点，"一个人起床，两个人都起床"这一规则只适用于父母提前制定好的早晨起床时间和日间小睡起床事件。如果钟表走到了父母提前制定好的时间刻度，两个宝宝还没起床，那父母就必须叫醒双胞胎中的一个，然后立刻叫醒另一个。而如果一个宝宝睡着睡着自己醒来了，醒来的时间距离父母所制定好的时间相差并不太远，那父母就不必立刻叫醒另一个宝宝，而是应该等到提前制定好的时间再去叫。还有一种情况，如果一个宝宝在不应该醒来的时间因为一些特殊原因自己醒来了，比方说这个宝宝感冒了，在夜里不停的咳嗽导致睡眠不安，最后大半夜的自己醒来了。在这种情况下，父母绝对不应该也去叫醒另一个宝宝，

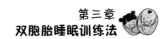

因为这是由生病造成的特殊情况。

父母此时要做的事情是尽量安抚这个因故而醒的宝宝并解决他的问题，然后在第二天早上时稍微让这个宝宝比原定时间晚起一会儿，以弥补半夜损失掉的睡眠时间。但是当新的一天开始时，父母依然应该尽力让这个宝宝遵循之前制定好的日间小睡的时间表。在我的调查报告中，绝大多数家长们都是这样做的。这样的做法既可以让因故在夜里醒来的宝宝弥补一些丢失的睡眠，也可以保证事先制定好的白天的睡眠时间表不会因为前一天夜里的意外情况也受到影响。

当你制定睡眠同步时间表时，你应该预先把孩子生病等因素考虑进来，在时间制定上给自己留下一些余地。如果两个宝宝中的一个总是有点嗜睡，你可以将他早上醒来和午睡醒来的时间稍微推后一点，然后利用他继续打盹的这一小段时间去和另一个不需要睡这么久的宝宝玩耍，享受一下在双胞胎家庭里难得出现的"一对一"时间。但是，我强烈建议你把这段允许灵活调控的时间控制在 30～45 分钟，如果你让其中一个宝宝多睡的时间超过了 45 分钟，你的睡眠训练计划可能因此遭到全盘失败。

也许你的双胞胎宝宝们中的一个在被你放进婴儿床去睡觉时总是需要更多更久的安抚，或者这个宝宝的欲睡却未睡的状态会持续特别长的时间，你在制定睡眠同步时间表时也应该把睡前的这段时间余地提前留好。当你面对两个看似相同实则各有不同需求的宝宝时，你必须在有些时刻做出必要的让步和妥协。有的时候，一个宝宝就是比另一个宝宝需要

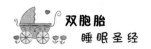

更久时间去自我安抚，或者需要更长时间的午睡，这也是没办法的事情。但是请记住，在你实施这个计划时间表时，无论你是极其严格地去执行，还是非常灵活地去执行，你都不要忘记我在第一个步骤里所讲到的问题：在孩子们困意袭来却还未睡着时采取行动！如果你忘了这一点，你的时间表哪怕设计得再合理，恐怕也难以被实现。

至于儿童在不同年龄阶段对睡眠时间长短的不同需求以及如何更好地解决双胞胎在睡眠问题上的个人差异，在本书的第五章我有详细的介绍，您随后就会看到。将第五章里所介绍的睡眠时间设为参考标准，可以帮助你制定出更加合理也更加可行的睡眠同步训练时间表。

根据绝大多数双胞胎父母们的建议，在睡眠时间同步化训练中，父母必须在一个时间段上保持绝对的严苛，那就是上午的第一个日间小睡的起床时间。上午的第一个日间小睡通常发生在清晨刚刚过后，9时左右。通过许多父母的观察和实际经验，大家发现，如果可以在提前制定好的第一个日间小睡的起床时间将两个孩子都同时叫醒，那么接下来的一整天都会变得相对容易。相反，如果从第一次日间小睡开始，两个孩子的起床时间失去了同步性，那这一天剩下的时间里，事情恐怕就要变得一团糟了。

随着你的双胞胎宝宝们慢慢长大，之前制定好的相对较严厉的睡眠时间表可能不再适用，因为家庭的生活随着孩子们年龄的增长在不断发生着变化，作为父母，在这一问题上一定要在坚持大原则的基础上保持足够的灵活性。再者，有些父母在孩子很小时暂时停止了自己的本职工作，特别是妈妈们。而当孩子们渐渐长大以后，父母们也会重新回到工作岗位，他们的工作时间可能也不允许他们再继续实行严格的训练计划。当然，这是后话，如果早早就将睡眠训练进行完毕，即便后期有什么变化，也不会措手不及。

　　另外一个值得注意的问题是，当父母自身的一些实际需求和双胞胎宝宝的睡眠需求发生冲突时，父母该怎样做出适当的调整呢？比如，当你的宝宝们在下午 3 点突然要打一个盹时，你刚好疯狂地想要出门去走走，呼吸呼吸新鲜空气，或者刚好想要给好朋友打一个电话，你已经很久没联系这个朋友了，你想他想到发疯。在这种情况下，大多数父母都会选择放弃自己的需求。但我想说的是，不光父母的需求需要得到重视，即便是被聘请过来照顾孩子的保姆的一些个人需求也应该在适当的时候得到满足。

　　照顾双胞胎这件工作的艰辛程度无法用一般的词汇来形容，每个人都应该有放松的时间和空间，都应该有机会给自己疲劳的身心重新充电。也许是去看一部电影、去找朋友共进一顿午餐、去健身房出一身汗，或者就是什么都不做地发发呆……总之，不管做任何事情，只要这件事情可以让你从繁重的育儿工作中稍稍解脱出来，让你获得片刻的愉悦，让你的合理需求得到充分的满足，就应该毫不犹豫地去做这件事情。没有时间？没有机会？挤出时间！创造机会！忽视大人的实际需求会严重影响到大人对孩子们的照顾，相反，重

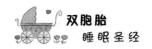

视并满足大人在身体、心理、社交等多方面的需求，可以最终帮助大人更好、更投入地照顾孩子。

让我们换个角度来看待睡眠训练吧。

是的，制定严格的睡眠同步时间表会在一定时间内将父母的活动和自由牢牢限制住，因为父母必须持之以恒地坚持完成每一个步骤，而且在预先制定好的时间来临前后必须待在家里。可是，一旦同步化训练完成，睡眠训练也就接近成功，父母也可以明确知道在一天当中的什么时间段里他们是自由的，他们可以更好地利用这些自由时间。一些家长会专门利用这些时间来补觉，这是一个很好的主意哦！还有一些家长会在这段时间里临时请人来看管小孩，自己则出门去办一些重要的事情，因为他们知道在这段时间里，孩子们一定会乖乖地睡觉，不需要特别的照看。

大多数接受我调查的家长们都表示了对严格执行睡眠同步训练时间表的赞同，许多人指出"这样做看起来仅仅是对婴儿们有好处，我们在执行时却几乎要因此被禁足于家中，但我们知道这种情况并不会一直延续下去"。虽然个别的家长是这样认为的，但这并不代表正在读本书的您也会有相似的感觉。如果在进行睡眠训练的这一步骤时，您实在无法忍受因此而损失掉的活动自由，或者说您自己也是一个完全没有作息规律的人，那坚持进行这个计划的确需要您做出一些个人生活和习惯上的让步和牺牲。

我可以深刻地理解到这件事情的难度。但我还是希望再劝劝您，不要光看着眼前的困难，想一想一旦您的睡眠训练成功了，您的双胞胎宝宝们将获得良好的生活习惯、健康的体魄和愉悦的精神状态，他们的大脑也会因此得到更好的发育。更重要的是，在不远的将来，如果您在家庭生活或者工作中有任何特殊的需要，经受过训练的孩子们可以随时适应您的多变的日程，因为他们更容易回到正轨。用先苦后甜来形容这一过程，真是再恰当不过了！还是那句话，越早开始，越早受益！

"当我们的宝宝们刚出生时，我们全家都住在纽约。我们所住的小区周边交通便利，我们平时的各项生活和休闲需求基本上在方圆数里之内就能全部得到满足。但是，因为我们有了双胞胎宝宝，因为我们希望他们可以养成良好的睡眠习惯，我们在前3个月里几乎足不出户地对他们进行睡眠训练！这对我们自己的生活产生了非常重大的影响！我们明确地认识到睡眠训练的重要性，我们坚信睡眠对大人和小孩都同样重要，也认为睡眠是快乐的来源。但我们同时也逐渐发现，进行睡眠训练要求我们做出许多牺牲，要求我们改变自己原本的生活方式，这并不简单！但是如果我们现在回头看去，我们必须要感激我们自己当年为此做出的牺牲和努力，因为我们的孩子都成为了很好的'睡眠者'，我们的家庭和个人生活在那之后再也没有被睡眠打扰过，所有努力都得到了回报。"

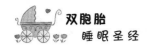

步骤五：让入睡变得轻松愉悦，而不是哭闹连连

我必须承认，从纸面上看，睡眠训练所能带来的好处以及效果非常的诱人。可是一旦真的操作起来，也许并不是那么回事。许多家庭可能完全无法将作息规律建立起来，也无法开展真正的睡眠训练，而造成这种情况的原因通常只有一个，就是孩子们总会在训练时大声哭泣，而他们的父母则实在受不了孩子们哭。

必须要坦诚告诉所有父母的是，当你尝试进行睡眠同步化训练时，你的宝宝们很可能会哭闹不止，这通常会发生在你将他们从怀中放下，要求他们独自入睡时。有时是两个宝宝一起大哭，有时则是其中的一个大哭。究其原因，可能是一个宝宝太累了或者还不够累，也可能是宝宝想再和爸爸妈妈玩一会儿、再被爸爸妈妈安抚一会儿……不管是什么原因，孩子们一哭，问题也就随之而来：当双胞胎宝宝们哭泣时，真的要对他们置之不管吗？就这样看着他们在哭泣中自己睡去真的不会有问题吗？如果是一个孩子哭泣，这会对另一个孩子的睡眠造成多大的影响呢？

通常而言，如果双胞胎宝宝中的一个总是在入睡时哭闹，这从长远看来并不会对另一个宝宝的睡眠造成任何不良的影响。我多年的调查和研究结果表明：双胞胎中睡眠习惯较好、自我安抚及入睡能力较强的那个宝宝，可以很快地适应并忽略另一个宝宝的哭闹。如果这种情况在那些已经长大一些的双胞胎幼童身上出现，那么父母也许的确需要在白天午睡时将两个人分开，因为白天的干扰因素比较多，午睡的睡眠深度也比较浅，如果一个孩子哭闹声过大、时间过长，另一个肯定会受到影响。但是，当他们还是婴儿时，在入睡时哭闹上几分钟是很正常的事情，也是可以接受的事情，这种情况的出现几乎是完全无法避免的，特别是当他们长大到4个月左右时。父母应该了解并接受这种情况的出现，无须在婴儿阶段过于担忧一个孩子哭泣对另一个孩子的影响，也无须特地将两个人因为这个原因而分开。

当自己的孩子在入睡时大声哭泣，我相信每一个父母都是不忍心的，但每一个父母对此的心理承受能力又各不相同。有的父母更"狠心"一些，可以放任孩子们多哭一会儿，有的父母则是一秒钟都忍不了，孩子刚一哭，他们就冲进去把孩子抱回怀中。就我个人做父亲的经验而言，在我的孩子生命的第一个月里，我尝试让他们尽可能地少哭。亲耳听着自己的孩子独自大声哭泣可能是世界上最痛苦最艰难的事情之一，特别是当你明明知道只要走进房间抱起孩子就能让他们停止哭泣时。但我依旧想请所有父母们换一个角度来思考这个问题：即便孩子的哭泣对于孩子自身和他的母亲来说都是一种痛苦，但这种痛苦并不会一直存在，而且它并不会真正产生什么负面影响，真正的煎熬是失眠和睡眠不足，无论是婴儿还是父母，一旦失眠或者睡眠不足，那可是欲哭都无泪！

我为大家提供三个处理宝宝哭泣的锦囊，这三个锦囊里包含的方法都可以促进并提升宝宝的自我安抚能力。一些双胞胎的父母会对我将要说的这三种方法进行调整和修改、混合使用三种方法，或者是对两个宝宝分别采取不同的方法。

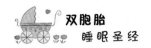
不管你选择哪种方法，都请相信我，有无数双胞胎的父母们和你一样面对这个困难，他们都通过这些方法取得了睡眠训练的成功！

在我把三个锦囊送给你们之前，请允许我第 N 次强调一个问题，就是不管这三种方法有多好，如果你没有在正确的时间使用它们，它们奏效的可能性就会大大降低。我已经无数次讲到对婴儿进行安抚并让婴儿自行入睡的最佳时机——欲睡未睡之时。如果你错过了困意刚刚袭来的那段时间，让婴儿进入了过度疲劳的阶段，他们就会彻底重新兴奋和烦躁起来，那任你如何使用这三种方法，睡眠训练的成功性都无法得到保证了。所以，在学习并使用这三种方法之前，首先要做的是学会抓准那个时机！

锦囊一：轻柔安抚法

如果你已经不再需要每 3 个小时就给孩子们喂奶（通常发生在 3 个月左右，也可能更早，因人而异），你就可以开始使用这个方法了。当你听到你的宝宝们，或者宝宝中的一个突然开始哭泣时，迅速地来到宝宝身边对宝宝进行关心和安抚。你可以给宝宝换一个新的安抚奶嘴，你可以给宝宝做一个轻柔的按摩，你可以轻轻摇晃一下宝宝的婴儿床，你可以把宝宝身上的褓褓睡衣重新整理一下，你也可以尝试对着宝宝做出嘘声，总之不管你采取什么办法去关心和安抚宝宝，都不要把宝宝抱起来，也不要和宝宝说话，更不要给宝宝喂奶。只要你的关心和安抚及时到达，你的宝宝们很可能就此安静下来，不会太过兴奋和焦躁，你也仅仅需要一点点安抚就能将这个问题解决。

关于这个方法，我有一个很有意思的发现，就是如果是爸爸来做这些事情，起到的效果往往特别显著！这是因为婴儿们对妈妈的体味非常敏感，如果是妈妈半夜赶过来安抚孩子们，孩子们可能一下子就清醒过来，因为他们知道来者是谁，婴儿们对妈妈的熟悉程度和期待远远大于爸爸。

这个策略的核心目标是用尽可能少的动作和方法帮助孩子重新入睡。在双胞胎长到 6 个月大小时，这个方法就不太适用了，因为到那个时候，所有你的这些"小动作"在婴儿那里将更像是一种互动式的刺激而不是体贴的安抚了。大一些的婴儿已经清楚地知道，我的父母就在这个房子里的某个地方待着，只要我大声地哭，就能把他们哭来！结果他们一哭，你果然来了，这个方法也就失去它本来的意义……

锦囊二：逐渐控制法

当双胞胎长大到原定预产期后 6 周的时候，父母们就可以使用这个锦囊里的方法了。因为在这个时候，夜间睡眠的持续睡眠时间较之前开始显著变长，入睡时间也逐渐提前。

当你的双胞胎宝宝们不肯入睡而大声哭闹时，不要理睬他们，等足 5 分钟再走进他们的房间对他们进行安抚。这和第一个锦囊里谈到的方法有很明显的不同。之前那种方法要求父母在听到孩子哭闹的第一时间就赶过去安抚，任何拖延或者控制都可能造成孩子变得更加焦躁、兴奋和难以入睡。

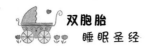
因此，当你使用这个方法时，在你走进房间以前，你的孩子们可能已经非常生气焦躁了。所以你此时要做的就是采取任何可能的手段安抚你的孩子们，你可以把他们抱起来，可以给他们唱歌、讲故事，可以给他们喂奶粉或者哺乳，也可以摇晃他们，总之就是要极尽一切之能事将他们重新哄到那种昏昏欲睡的状态。

这个策略的核心目标是用尽一切方法让哭闹了一阵子的宝宝们重新回到将睡却未睡的那种状态。当然，这个度很难掌握，有的时候哄过头了，可能孩子直接就重新入睡……这也是没问题的……但一旦你认为你已经把孩子哄到了那个状态，就可以把他们重新放回自己的小床了。

回到床上的孩子们可能立刻或者稍后重新开始哭闹，而这一次，你需要等够足足 10 分钟才能再走进房间去安抚他们。在你的又一轮安抚下，他们重新回到昏昏欲睡的状态，你就可以再次把他们放回到床上了。

如果婴儿们还是不肯罢休、继续哭泣，那么，每次哭泣时你都要多等上 5 分钟。并没有一个科学研究证明 5 分钟是一个合理的递增数字，但从实际的经验出发，在每一轮新的哭闹出现之后，将等待时间稍微延长片刻是非常必需的，因为只有这样，你才能在安抚孩子的同时也向他们提供了学习自我入睡的能力。你也许试着每次只隔上 3 分钟，你也可以把最长的等待时间规定在 20～25 分钟，或者你可以干脆将这种等待时间的延长放到每个晚上来处理，即第 1 晚 5 分钟、第 2 晚 10 分钟……合理的期待是：宝宝们会在父母的某一个等待时间中自行睡去。

同理，从我个人的经验以及研究出发，如果是爸爸来使用这个方法，见效会更快，效果也会更好。虽然在这个方法里是可以给婴儿们喂奶的，而且哺乳也是可以的，但如果走进房间安抚孩子们的是爸爸，孩子们会知道爸爸是没法哺乳的，有一些孩子们在发现走进来的这个人胸前没有他们需要的"生命之源"时，会更快地重新安静下来并最终自行睡去。

如果你尝试逐渐控制孩子的哭泣时间，希望用一点点延长等待的时间来慢慢消除哭泣，你应该做好一个大概的心理准备，就是这个方法可能需要被反复使用数晚甚至数周后才能最终见效。不过你如果可以每天晚上早一点使用这个方法，它的见效速度应该会变快不少。然而不幸的是，有时这个方法也不管用，孩子们的哭闹还是会一轮高过一轮地进行下去……在那种情况下，你也许应该考虑使用我下面要给你的第三个锦囊：放任自由地让他们去哭吧……说得再直白一点，就是"随便哭，就是不管"！

"在最开始的一周里，我的宝宝们会一直不停地哭上半个小时甚至 45 分钟，即便我使用了'逐渐控制法'也没用，我简直快要疯掉了。但是从第二周开始，情况就大幅度变好了，我的宝宝们会在 10 分钟里就睡着。而现在，他们只需要一分钟或者两分钟。有的时候他们两个人会互相说一会儿话或者一起玩一会儿再睡去，但是再也没有人哭闹了。"

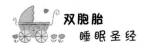
锦囊三：放任自由法

预产期过后 3～4 个月，是父母使用这个方法的最佳时机。这个方法说起来可以算作不是方法的方法。通常，如果父母双方都必须回到自己的全职工作岗位上，那么他们就必须使用这个方法，以保证大人和小孩子们都能睡个好觉。另外一种不得不使用这个方法的情况是，孩子们刚刚摆脱了新生儿腹痛的困扰（新生儿腹痛、疝气等症状通常在预产期过后 3～4 个月开始缓解并消除）并因此拥有完全不同的睡眠体验时。最后一种需要使用这个方法的情况是当父母用遍了前面两种方法但都完全不奏效时……

事实上，父母完全可以更早开始对孩子们使用这个方法，但大多数父母对此是无法接受的，他们无法忍受让那么小的孩子哭到筋疲力尽、哭到撕心裂肺。

在我的调查中，一些家长要一直等到预产期过后 5～6 个月时才开始使用这种方法，而他们之所以使用这个方法，无一例外地都是因为他们实在被自己的孩子折腾到筋疲力尽。而另外一些在预产期过后 3 个月就开始使用这个方法的家长则往往取得了很大的成功。

放任自由法的意思就是当孩子们在晚上睡觉哭闹时，父母对他们采取不理不睬不管的"三不"政策，一直等他们哭到筋疲力尽，然后自行睡去为止。这个方法的实施过程简单明了，只要父母双方以及家里其他大人都达成一致，认为这个时间孩子们该去睡觉了而不是做其他事情，那么不管孩子们在屋子里哭得多么凶涌澎湃，都不会有任何大人进去安抚。最开始时，孩子们一定会把自己哭到筋疲力尽然后因力竭而睡去，但是只需要很短几天时间，孩子们就会学会如何自行入睡，因为他们知道反抗和苦恼都是无用的。同时，孩子们每次睡眠的时间也会随之延长。

一个很明显的担心是，如果我们让双胞胎中的一个宝宝这样无休止地哭下去，那另外一个宝宝就是想睡也睡不了。在我的问卷调查中，所有家长对于这问题的反馈都是：太神奇了！无论那个不爱睡觉的宝宝疯狂哭闹多久，那个爱睡觉的宝宝都能够很快适应并调整自己，不管另一个宝宝如何折腾，他自己都能酣然入睡、大做美梦。

家长们最大的一个担忧是，这样长时间地让婴儿自己哭泣会伤害到婴儿的心理和情绪健康。实际上，只要把婴儿们安全地放置在婴儿床里，就大可以放任自由地让他们去哭泣，这么做的唯一目的就是让他们尽快学会自行入睡并由此养成良好的睡眠习惯。有些人认为，这样做会造成婴儿长大以后严重缺乏安全感，甚至患上孤僻症等各类疾病。这些说法和担忧都是完全没有任何科学依据的。恰恰相反的是，无数公开发表的科学研究早已证明，缺乏睡眠和睡眠质量不佳才是真正会伤害到婴儿身心健康的罪魁祸首。

如果你的双胞胎宝宝每天晚上的上床时间都很早，日间小睡也都没有大的问题，那么，这种方法的见效时间往往只需要3～5个晚上。从家长们对我的调查问卷的反馈中可以发现，通常而言，第一个晚上是最为艰难的，孩子们大概会

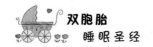

哭 30～45 分钟，而这个时间到了第二个晚上则变成了 10～30 分钟，到了第三个晚上就变成 0～10 分钟了。

如果你的双胞胎宝宝晚上上床睡觉的时间很晚，白天也没有养成良好的小睡习惯和规律，那么这个方法见效的时间可能长一点，或者是虽然可以见效，但不能持续。有的时候，如果在年龄较大的孩子身上使用这招，他们第二天晚上会比第一天晚上哭得更凶，但是整个过程依然只需要几天就可以完成。

"当我们的宝宝们长到大约 3 个月或 4 个月大小时，我们的整个生活都被他们毁灭了。我们为了照顾他们而疲于奔命，他们毫无征兆的入睡和惊醒时间彻底将我们的生活规律打得支离破碎。在不得已的情况下，我们只能开始采取'放任自由法'来对他们进行睡眠训练。第一个晚上，我们的宝宝们大约哭了 20 分钟，第二个晚上大约只有 10 分钟，第三个晚上就没事了！而且他们居然睡了一夜整觉！"

"在我用'放任自由法'进行训练的第一个晚上，我的女儿入睡时哭了大概有 20 多分钟，然后在凌晨 4 点就又醒来了，醒过来以后的一个半小时里也还是哭哭啼啼停不下来。可仅仅到了第二天晚上，她就一声没吭地自己睡过去了而且一直到天亮才醒来。这是她短暂生命里的第一次睡了整觉。我的儿子和我的女儿情况几乎一样,第一天晚上哭了 25 分钟左右,然后第二天晚上毫无声息地就自己睡过去了,再次听到他的声音时,已经是美好的清晨时分了。说实话,我在使用这个方法之前,完全没有想到它会如此快速地奏效!"

"我们从宝宝们 5 个月大时开始对他们进行'放任自由法'睡眠训练。经过训练之后,他们一直到现在都可以保持每天晚上 12 个小时左右的完整睡眠。这个训练的过程对我来说非常艰难,当孩子们在屋子里痛哭时,我在屋子外面也跟着哭,甚至哭到歇斯底里。但事后回想起来,这一点痛苦真是再值得不过了。事实上,真正糟糕的也只有第一个晚上,从第二个晚上开始情况就已经大有不同了,而整个训练从开始到结束也仅仅需要短短几天而已,艰难痛苦的过程只持续了非常短暂的时间。"

一些家庭在使用这个方法时会对它进行一些调整,最常见的调整就是设置一个孩子哭泣的时间上限,比如最长只能让孩子哭 30 分钟,然后就要去哄他们。这种经过修改以后的放任自由法可以让一些父母的心里感到稍微舒服一些,他们会无比希望孩子们可以在时间上限到来之前睡去,但如果没有,他们也不会过于心碎,因为一旦时间到了他们就可以冲进去安抚孩子。如果决定使用这个"修改版本"的训练方法,请看护者确保设立一个合理的时间上限。有些父母还是太过心软,把时间上限设置得非常短,比如 10 分钟或者 15

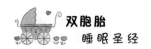

分钟。我非常理解这些父母的心情，但如果这些父母坚持这样做，那还不如干脆不要这么训练。因为如果父母没有给孩子足够长的时间去哭闹，而总是在很短的时间过后就进去安抚孩子，那孩子们很快就知道：只要我拼尽全力地哭一会儿，爸爸妈妈就会进来抱我。他们会错误地把训练当成是一种索要安抚的必经过程。根据我的研究调查以及个人经验，我强烈建议有兴趣试用"修改版本"的家长们将允许孩子哭泣的时间上限设置为 45 分钟。

和第二个方法（逐渐控制法）相同，父母们在使用放任自由法时也普遍发现，哪怕双胞胎中的一个宝宝哭得再厉害，同处一个房间的另一个宝宝也不会受到什么影响。这听起来真的让人有些不可思议，那种程度的噪音和干扰恐怕连大人都很难承受。当然，许多家庭在进行这种训练时，会临时将两个宝宝分开，等到训练完成时再让他们回到一个屋子睡觉，这么做也是没问题的。

"我们从自己的经验中发现，放任自由法对于双胞胎的睡眠训练有特别神奇的效果。当我们对自己的双胞胎宝宝们进行睡眠训练时，我们没有将他们放到不同的房间，因为我们发现宝宝们自己可以学会如何在睡觉时抵御来自另一个人的干扰。当然，在开始的一两天里，两个宝宝是互相影响的，不是你把我哭醒，就是我把你吵醒。但仅仅也就是这一两天过后，他们两个人就都可以在一两分钟里自行入睡并且一觉睡到天亮。我认为双胞胎的睡眠训练应该在同一间卧室里进行，这样他们才能学会如何和自己的亲生兄弟姐妹在睡眠时同处。如果父母在睡眠训练时将两个宝宝分开，那我猜想，当他们重新回到一间房间以后，他们还需要花一些时间去了解对方的存在。"

"我们在夜间睡眠时对宝宝们采取放任自由法进行睡眠训练，在白天小睡时对宝宝们采取逐渐控制法进行训练。在两种方法的交替使用下，他们很快就学会了自我安抚和自行入睡。"

"第一晚：两个宝宝一起哭了 45 分钟，然后一起睡过去了并一觉睡到天亮。

第二晚：两个宝宝一起哭了 30 分钟，然后一起睡过去了并一觉睡到天亮。

第三晚：两个宝宝一起哭了大约 10 分钟，然后一起睡过去了并一觉睡到天亮。

第四晚：两个宝宝一起哭了大约一两分钟，然后一起睡过去了并一觉睡到天亮。"

和前两个方法一样，通过我自己的研究和观察，我强烈建议由父亲来负责执行。在晚上入睡时间到来时，母亲最好可以出门去逛一逛，不要在家待着，让父亲一个人把孩子们放进卧室，然后在门外听他们哭喊。无数的调查显示，如果是父亲来做这件事，那么训练的成功率大大高于母亲，训练的见效速度也会加快。为什么在进行睡眠训练时，父亲总是

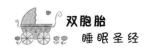
可以成为比母亲更好的教练呢？显而易见的是，宝宝们也知道父亲是无法对他们进行哺乳的，父亲身上也没有新生儿所熟悉并期盼的味道，他们不会对父亲抱太大的希望。在哭闹时，他们其实已经困了，如果他们知道门外的人是父亲，他们会更快地放弃反抗。另外，父亲在对睡眠训练的执行力也要强于母亲，许多母亲在孩子刚刚开始哭泣不久后就会完全把之前制定好的计划抛之脑后，导致训练见效缓慢甚至失败。

在与我进行过交谈的无数双胞胎父母中，有一名妈妈的话让我印象特别深刻，她说："如果我对孩子心软，那就是对自己残酷。"她向我描述了她在面对自己的双胞胎宝宝时是如何的疼爱和心软，当她的宝宝们在夜里哭醒时，她是如何的全力以赴地去安抚，结果很快她的宝宝们就养成了每天半夜都要妈妈抱着他们走来走去才能继续睡去的习惯。最终，她对孩子的疼爱和心软变成了对自己和丈夫正常生活的残酷打击，她和丈夫很快就因为严重缺乏睡眠而痛苦不堪。

综合了上面这么多理论和案例，我给各位父母来做一个总结：你可以随意使用我所提到的一个或者全部方法来对你的双胞胎宝宝进行睡眠训练，你也可以将所有方法混合在一起使用，你还可以根据你家的情况做出个性化的调整和修改。你可以对双胞胎宝宝中的某一个使用这种方法，对另一个使用另一种方法；你也可以在夜间睡眠时使用一种方法，在白天小睡时转而使用其他方法。父母们通常喜欢采取的训练步骤时都是从轻柔安抚法开始，当安抚法无效时，就开始使用逐渐控制法，最后再用放任自由法。但你并不需要拘泥于这个步骤，因为每个人对于孩子哭泣的心理承受能力不同，每个人自己的身体和心理状况也不同，有的人也许可以一直慢慢使用轻柔安抚法数个月，而有的人则直接使用放任自由法在短短几天内解决所有问题。不管怎样做，都请记住，家里的每一个人，包括大人，都需要良好和充足的睡眠，只要是为了达到这个目的而对孩子们进行训练，怎么做都是正确的。

第四章 | CHAPTER 4

睡眠训练中的团队合作

　　所有新手双胞胎父母都会需要一些帮助，需要一些喘息的时间，让他们可以偶尔从繁忙的照顾双胞胎宝宝的生活中抽出一点时间放松一下。当家中一下子多了两位新成员，原有的生活模式肯定会发生很大的变化，因为照顾孩子而导致夫妻争吵的事情时有发生。想要让这种情况发生的可能性降到最低，最好的方法就是在需要帮助的时候有人来帮忙。当双胞胎父母面对两个孩子的连番轰炸就要崩溃的时候，如果有人可以让你暂时休息一下，使紧张的情绪得到舒缓是非常重要的（如果在孕期也有人可以帮忙是非常有意义的），同时也可以让他们做出更加明智的选择和决定。

　　人长期缺乏睡眠会影响思维，双胞胎父母长期缺乏睡眠会对他们孩子睡眠训练的成功产生负面影响。在这里我需要强调一下：预防睡眠问题需要明白谁来帮助以及什么时候进行。治疗睡眠问题需要有足够强大的意志力和良好的实施计划。如果正在阅读这本书的你已经处于一种缺乏睡眠的状态，那么请你的丈夫来阅读这本书，帮助你制订出一个对宝宝进行睡眠训练的计划并且帮助你实施这个计划。否则我亲爱的缺乏睡眠的读者，你将很难迈出睡眠训练的第一步。

不论你是在宝宝刚出生的几周请一个在夜间能帮助你喂养宝宝的护士，还是请一个保姆来照顾孩子，抑或是你的亲戚朋友时常可以帮你照看孩子，你会发现如果有时可以离开孩子一会，享受独自一人的时间，就像回到从前没有孩子的生活，然后再回到现实继续照顾孩子。这样间歇性的休息可以让你恢复活力和信心，更好地和孩子们以及周围的人相处。十月怀胎不容易，能顺利生下双胞胎的母亲更不容易。所以找一些人来帮忙，适当的给自己一些自由时间来休息是十分重要而且必要的。睡眠训练需要父母的耐心。但是当父母连自己最基本的睡眠需求都无法保证的时候，再让他们展现足够的耐心就有些强人所难了。话虽这么讲，但如果父母没有亲自参与到睡眠训练中，或者在实际进行训练时不能遵守自己订下的训练守则，那么即便父母获得了再多休息时间，睡眠训练的成功几率也不会因此而增加。

事实上，作为母亲你应该考虑清楚谁可以和你一起齐心协力地对双胞胎进行睡眠训练，并且尽量让来帮你照顾孩子的人可以按照你们制订的规则有效地执行。因此亲爱的读者，当你阅读本书时，不论现在你的双胞胎宝宝还未出生，还是你刚刚给两个孩子喂完奶，抑或是正在享受珍贵的小憩时间，我希望你的丈夫也可以读一读本书。睡眠训练不是一朝一夕，它需要夫妻双方齐心协力，制订统一的计划并坚持贯彻执行。

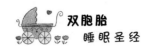

"夫妻双方及时沟通，保持一致非常重要。在宝宝还没有出生前先讨论好你们的希望和预期达到的效果。我和我的丈夫在我怀孕的时候就讨论了在母乳喂养的时候如何分工合作，谁来给孩子洗澡，如何保证我们制订的作息计划顺利进行，谁来打扫房间、做饭等。虽然我们有时需要根据实际情况对之前制订的计划进行调整，但是提前讨论这些事情对我们之后比较顺利地抚养双胞胎宝宝起到了重要的作用。"

"在抚养孩子的过程中常常会出现意想不到的各种事情和困难，和谐的婚姻可以让睡眠训练进行得更加顺利，同时良好的睡眠训练可以促进夫妻生活和睦。"

同舟共济

很多年前，我和妻子琳达决定买一辆双人自行车。我们认为两个人同时骑一辆自行车郊游会比每个人各骑一辆自行车更有趣。我们找到一辆非常棒的双人自行车，它的轮胎很细，两个向下的车把，流线造型的车座和带有绑带的脚蹬。它看起来完全符合我们的想象和要求，但是当我们一起骑车时却发现事实并不如我们想象的那般美好。我们两个人一起骑车时，坐在前面的人完全挡住了坐在后面的人的视线。而且那个脚蹬上的绑带让我们两个人都觉得骑车的时候很不自在。我们跟自行车店的店员说明了这个自行车设计上的缺陷，他向我们推荐了一款符合我们要求的另一辆自行车。这

次的双人自行车轮胎比较粗，前座有一个向下的车把，后座
有一个垂直的车把。车座宽大而柔软，脚蹬上面没有绑带。
从功能上来看，这辆新的自行车更加符合我们的需要。我和
妻子一起挑选自行车，一起试驾不同的车型最终让我们找到
了最适合的双人自行车。

当然，买自行车只是第一步，接下来我们需要学习一起
骑这辆双人自行车。我们决定我坐在前面的位置作为"船
长"，因为坐在这个位置上的人需要决定什么时候减速，什
么时候拐弯，什么时候加速。琳达选择自行车后面的座位作
为"助手"，因为坐在后面位置上的人主要的工作就是在努
力蹬车。虽然各自分工明确但在骑车的过程中交流依然非常
重要。如果我在准备刹车或者拐弯的时候没有提前告诉琳
达，她就可能会失去平衡甚至从车上掉下来。琳达同时也需
要告诉我她什么时候需要休息或者自行车下坡或滑行的时候
她不需要用力。我们都戴着头盔，这让我们很难听清对方在
说什么，因此我们设计了不同的动作信号代表不同的意思来
帮助我们顺利骑车。这样的配合让我们感到很愉快，我们依
然可以交流而不是相互大喊大叫。

令人高兴的是，后来我们发现了无线对讲耳机，这样我
们不仅可以听到对方要说的话，还可以自由地聊天说笑。有
了这个无线对讲耳机，加上我们之间明确的分工，再加上我们
多次的练习和磨合，一起骑自行车这件事带给我们很多快乐。

上面的这个故事其实和睡眠训练有异曲同工之处。父母
对孩子进行睡眠训练就如同两个人一起骑双人自行车，必须

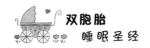

先努力避过路上的坑坑洼洼，坚持不懈直达山顶，这时两个人就可以享受山顶的美景以及稍后轻松下山的乐趣了。

步 调 一 致

不论什么时候，夫妻间沟通的效率高低都是非常必要的。在面对双胞胎宝宝睡眠训练的时候也是一样。两个人达成一致的目标，并且在实施的时候也要保持一致。如果两个人的想法和步调不一致，那么可能会出现两个人在单独照顾双胞胎时作息时间不一样。或者夫妻双方在处理睡眠训练中遇到宝宝哭闹不睡时的处理方法没有提前讨论好或者达成一致时，就会出现一方着急进房间去查看和安抚宝宝，另一方希望再多给宝宝一些时间让他们自己入睡的混乱场面。因此，在对双胞胎进行睡眠训练时，夫妻双方统一战线是最重要的。父母始终如一的坚持和协调的态度是睡眠训练的最关键因素，这种理念和态度会传递给孩子，孩子们会被父母慢慢影响和感染，最终达到自己平静入睡的效果。

谁说了算？

在睡眠训练开始前每个参与其中的人都要分工明确，这点对睡眠训练成功与否有很大的影响。因为是母亲十月怀胎分娩宝宝，而且还可能亲自母乳喂养双胞胎，所以我认为由母亲来当"总指挥"最合适，尤其是在产后前几个月。如果丈夫在妻子产后只能照顾家庭一到两个星期就必须回到工作岗位，那么毫无疑问，妈妈所有的时间几乎都花在双胞胎宝宝身上，而且妈妈也最了解双胞胎宝宝的睡眠信号并满足他们的睡眠需求。

但在照顾双胞胎宝宝的过程中，不要觉得自己是"总指挥"就可以随便发号施令，指挥别人。最理想的效果是团队合作。孩子的父亲应该积极参与决策和照顾孩子中。父亲可以为孩子们唱摇篮曲，轻轻地摇着摇篮哄他们入睡，可以用奶瓶给孩子们喂奶，让孩子们知道爸爸除了不能母乳喂养他们，其他妈妈做的所有事情爸爸一样可以做。如果父亲可以从双胞胎一出生就积极地参与照顾他们会让整个家庭受益匪浅。"总指挥"并不是只动动嘴发号施令，而是从整体把握，日积月累，逐渐摸索出孩子们的睡眠需求。同样身为协助者的一方不能仅仅只是充满热情地机械出力，协助者也需要开动脑筋寻找有效照顾双胞胎的方法和途径。在工作时间允许范围内，如果你们可以通过合理分工让两个人都得到充分的休息，这样做既满足孩子的需求，又对你们的身体健康和夫妻关系和睦大有裨益。

毫无疑问，照顾小孩会给人很多压力，夫妻双方通过轮流照顾孩子，共同承担责任，减轻身心的压力是很好的做法。事实上，大量对双胞胎父母的调查问卷调查发现，夫妻的步调越一致，他们对孩子的睡眠训练就越成功。当然，在实施的过程中，各个家庭的分工合作方式不尽相同。有的家庭制订出明确的时间表，然后两个人交替着做；有的家庭没有那么正式，也没有那么明确的分工，谁的时间和精力多一点，谁就多做一点。还有一些家庭会明确分工，两个人各司

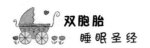
其职。不论用哪种方式，其实最重要的就是两个人齐心协力，相互配合。

新生儿从出生到 6 个星期之前，他们的睡眠还没有形成规律，半夜至少会醒来一到两次需要喝奶，这段时间母亲会非常辛苦，更别说同时喂养双胞胎了。因此，夫妻两人应该轮流起夜照顾孩子，使两个人都能补充一些睡眠。如果每天晚上都是父亲或母亲一个人起来几次喂养孩子，一段时间下来不论是父亲还是母亲身体都会受不了。

另外，我们知道大部分家庭都是妈妈照顾孩子的时间相对较多，如果爸爸有时需要单独照顾双胞胎，在这种情况下他会很快掌握安抚、照顾小孩的技巧，这样就可以让妈妈在被两个孩子折磨得快要崩溃的时候有一个喘息的机会，这对妈妈来说十分重要。还是我前面一再重复的，及时沟通确保两个人在对双胞胎的睡眠训练中使用同样的方法，并且有共同的目标。

"我和我的丈夫非常默契，双胞胎的出生并没有打乱我们的生活习惯和态度。我会依然和丈夫一起计划生活中各种各样的事情，带着孩子们一起参加比如体育活动、野餐、节日聚会、周末安排、一天往返的短途旅行等。根据孩子们的睡觉规律，我们把生活安排得井然有序。当我们决定这样生活的时候，我们清楚地知道这样做的后果。因为所有的事情不会完全按照计划进行，比如有时到了孩子们的睡觉时间，我们可能才刚刚踏上回家的路。这样的日子并不轻松，很多和我们一样的夫妻觉得我们这样生活有些不可理解，不过我们却乐在其中。虽然我和丈夫会给生活安排很多活动，但有些原则我们会坚持来保证孩子们的睡眠。比如在如果到了野餐的时间孩子们还在睡觉，那么我们会晚去一会，让孩子们睡到自然醒；星期六外出会在下午之前赶回家，让孩子们在自己的床上舒舒服服地睡觉而不是睡在车上；孩子们一岁的生日派对在晚上 7：30 结束，这样他们依然可以按时睡觉等。"

爸爸说："该睡觉了。"

共同的兴趣爱好，充分的交流和默契的配合会让婚姻更加和谐。在调查问卷中我们发现，如果一开始在对孩子们进行睡眠训练时是由父亲承担这个角色——将孩子放在床上告诉他们"该睡觉了"，那么整个睡眠训练的过程将会顺利很多，孩子们也较容易建立良好的睡眠习惯。一些妈妈认为这是因为在听到孩子哭叫时，相对于母亲，父亲对孩子的哭声具有更强的免疫力，可以做到对孩子的哭声"充耳不闻"。一些夫妻认为，父亲比母亲对孩子更加严格，给予孩子爱的方式也比母亲更加有原则。这些都会让睡眠训练进行得更加有效。另外一些人认为，父亲对孩子的睡眠训练更容易成功是因为他们不用负责其他照顾孩子的事情，如果他们将精力

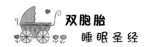
只用在这一件事情上当然更容易成功，虽然比起照顾孩子的其他事情，这件事件也很重要。

如果父亲白天也常常在家，那么由他们来训练孩子们养成有规律的午睡习惯也将更容易成功。至于原因和我们上文提到的相同。不过，巩固睡眠模式对形成良好的睡眠习惯很重要，固定时间让孩子每天按时早睡，并且排除尽可能多的干扰，让孩子在夜里睡整觉，坚持一段时间就会形成良好的睡眠习惯。良好的睡眠习惯会带来很多好处，所以如果父亲在训练孩子睡眠时更容易成功，就让他发挥自己的长处，把好钢用在刀刃上。

不论是谁在睡眠训练中的功劳更大，夫妻双方都需承认的一点是，若孩子经常是喝奶喝到睡着或者在妈妈的怀里睡着，孩子们就会习惯了在喝奶的同时逐渐平静、最后睡着的模式，这样一来看护者就很难培养孩子自己平静入睡的能力。虽然这样十分不利于睡眠训练，但若母亲白天辛苦照顾孩子，半夜还要起来一到两次给孩子喂奶，尤其是母乳喂养的妈妈，常常可能在孩子喝奶的时候自己也会困得睡过去。因此，如果此时丈夫可以帮助妻子让孩子们尽快养成良好的睡眠习惯，这对家庭成员的健康来说非常重要。

> 当父亲对双胞胎展开睡眠训练时，如果母亲可以离开家一会儿，那么睡眠训练会更容易取得成功。很多人认为这是因为孩子们闻不到或者感觉不到妈妈和母乳的气息，不再心存幻想地认为妈妈会来给自己喂奶，于是便更容易睡去。

　　如果你们决定开始由父亲对孩子们进行睡眠训练，那么越早越好，甚至在他们刚出生后的几天或者几个星期，当他们还处在昏睡，或者昏昏欲睡阶段就开始训练。这个时候开始睡眠训练会非常容易，就像妈妈喂完第一个孩子，爸爸接过来让他慢慢平静入睡，当妈妈母乳完第二个孩子的时候，第一个孩子已经睡着了，爸爸可以再来帮助第二个孩子平静地入睡。如果你们是用奶瓶喂养双胞胎，那么爸爸可以在晚上孩子醒来的时候给他们喝奶，然后依次安抚两个宝宝，直到他们睡着。如果在双胞胎出生不久的睡眠训练中，爸爸没有养成去安抚照顾孩子们的习惯，那么随着宝宝一天天的长大，他们醒着的时间变久，爸爸可能更加无法胜任这一工作。根据我的研究，慢慢地安抚孩子，对他们进行睡眠训练的这件事又会落在妈妈肩上。

　　你的丈夫最初可能不想参与到对双胞胎的睡眠训练中，因为他很怀疑这样做有没有意义或好处。但当爸爸发现孩子们经过睡眠训练后，晚上能好好地睡觉，且白天再不会像从前那样吵闹，爸爸就会成为睡眠训练的忠实信奉者了。

　　"我的丈夫承认，在我开始对孩子们进行睡眠训练时他有些不以为然，甚至觉得我在执行睡眠训练这件事上过于刻板和严苛，但是当他亲眼看到我们的两个女儿因为睡眠没有满足而失控的状态和当她们得到

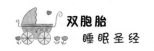
良好的休息后高兴愉悦的样子，他迅速跟我达成统一战线。"

"最开始我的丈夫对严苛的作息时间表和早睡觉的事情并不买账，经过一段的观察，他不得不承认睡眠训练是十分有用而且必要的。"

"当我开始对双胞胎进行睡眠训练时，他们的爸爸非常不接受两个孩子晚上七点就要睡觉，因为那个时候他可能才刚刚下班回到家。但是我坚持要这么做，而且我跟他解释了为什么需要这样做和如果不这样做第二天我需要经受怎样的折磨。除此而外，周末我们都在家的时候，我丈夫亲眼看到我的两个女儿在缺乏睡眠时和休息充足时行为的巨大差异。"

孩子出生后有一大堆事情需要母亲去做，她们已经在超负荷运转了，睡眠训练不应该让母亲一个人来承担，孩子的父亲也应该参与到其中。我建议当孩子们从医院回到家的时候，父亲就应该开始替妻子分担训练孩子睡觉的任务了。先暂时忘掉你需要洗车，需要给车换机油。眼下当务之急是让母亲稍稍喘口气，让孩子们睡个好觉，让家庭因为新成员们的到来更加生机勃勃！

在我的调查中，一些双胞胎的母亲提到她们不想让丈夫参与到对宝宝的日常照料和睡眠训练中来，因为她们好不容易才有了自己的孩子，照顾孩子辛苦是很正常的事情，没有什么好抱怨的或者也没有必要要求别人来帮忙（多愁善感通常也会延长睡眠训练的过程）。这种情况大多出现在女性经历了很久的生殖辅助技术才最终怀孕，因此当她们刚刚产下双胞胎时满心是无以言表的喜悦满足，即使照顾孩子非常辛苦，她们也愿意做所有的事情。但是，如果母亲最初包揽了所有照顾孩子的工作，那么她就在有意或者无意间让他的丈夫置身事外。这样的模式一定无法长久。慢慢的，初为人母的喜悦被每天照顾孩子的辛苦冲淡，长期看来可能造成夫妻间的争吵，引起婚姻的不和谐，而且母亲承担所有照顾孩子的责任被看成理所应当。

"为了怀孕，我和我的丈夫一次又一次的做超声波检查，吃了无数的药，经历了数不清的讨论和咨询，努力尝试各种怀孕的方法终于如愿以偿。面对我好不容易拥有的孩子，我实在很难对他们进行睡眠训练。"

学 会 求 助

在经济条件允许的情况下，一些夫妻选择在宝宝刚出生的几周雇一个全天候保姆来帮助他们在晚上照顾孩子。在国外，保姆的工资是按小时计算的，保姆会按说好的时间准时出现，准时离开。还有一些人会让亲戚在小孩刚出生的前几周住在他们家帮忙照顾孩子，并且在晚上的时候也会起来喂孩子喝奶，照顾他们睡觉直到产妇产后身体恢复。能找到这些帮手对你面对和适应新的家庭模式和时间安排非常有益。

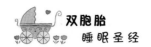

帮助你照顾孩子的可能是保姆，也可能是孩子的奶奶或外婆，但是因为来帮忙的这个人认为自己的任务就是要保证孩子在夜间尽量安静，让忙碌了一天的父母补充一些睡眠，于是就经常会有新的情况发生。

如果来帮助你照顾孩子的帮手和双胞胎睡在一起，那么每当孩子发出一丁点儿声音他一定会急忙去安抚，或者根据事先的约定，孩子晚上醒来需要喝奶的时候，把孩子抱到父母的房间去喂奶。这样一来，帮手们可能会在不适宜的时间也会把孩子抱给父母，从而影响大家的睡眠。也有可能当一个孩子醒来时，为了不影响另外一个孩子的睡眠，保姆或者其他帮手会很快去安抚那个醒来的宝宝，这种做法我们十分理解。

尽管这些做法在婴儿刚出生后的几周没有什么危害（新生儿哭啼是无法避免的！），但你需要知道当双胞胎们没有像刚出生那样长时间处于昏睡状态，而且他们的生物钟和睡眠规律开始出现并且逐渐成熟的时候，过于着急地安抚婴儿或者通过喂奶的方式让他们保持安静的方式，对睡眠训练没有好处。而且很多父母提到，双胞胎中一个若是比较吵闹不会影响另一个睡觉。不要忘了他们俩住在一起已经有一段时间了，他们已经适应了对方的各种活动反应。当帮你照顾双胞胎的帮手在孩子有任何反应的时候都迅速地安抚他们，试图让他们保持安静，那么渐渐地孩子们就会习惯当他们吵闹的时候会有人来安抚。一旦你们的帮手离开，需要年轻的父母们在晚上亲自照顾两个孩子的时候，你是否也可以像他们一样及时迅速满足双胞胎的要求呢？孩子并不知道发生了什么，如果没有人像从前那样只要他们发出任何声音就来安抚的话，他们只会用大哭来表达自己的需要。

解决上述问题的办法是，请给你们的帮手解释清楚当孩子哭到什么程度时他们才需要前去安抚。监视器中出现的小小声音没有关系。在美国，孩子出生后就不和父母待在同一个房间，所以父母会给孩子的房间装好监视器，以便随时看到孩子的情况。与此同时，你还可以与帮手约定好每晚可以把孩子抱来几次，每次相隔多长时间。如果没有到规定的时间，即使孩子大声哭闹也要等到规定的时间才可以把孩子抱来母亲的房间。制订约定容易，但执行起来并不是那么容易。很多夫妻告诉我，即使已经做好心理准备面对孩子的哭闹，但当你听到孩子在另外一间房子哭闹的时候，父母常常会起来帮助照看者去安抚孩子。但是，如果你目标明确，就要让双胞胎逐渐学会自我安抚，并且遏制住自己阻止计划的冲动，然后耐心等待这一切变得越来越好。

当然，如果并没有人能在晚上帮你照看孩子，双胞胎宝宝们还与你睡在同一间房，你们需要在晚上定时起来喂他们喝奶。关于这种情况，我的建议与上述相同。当然，你若听到孩子清楚的哭声或者孩子们感到不舒服时，这时的孩子需要安慰。但是亲爱的读者，你要学会分辨孩子是否在进行无意识的哭泣。有的小孩会无意识地发出短暂的哭声。

同样的规则在白天依然适用。你需要给你们的助手解释清楚如何照顾双胞胎宝宝，教他们识别孩子想要睡觉的信号，告诉她们需在孩子犯困时就把他们放在床上。如果你没

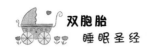

有解释清楚，你的助手也许会对孩子的任何反应都去安抚，或者等孩子在怀里睡着才把它们放回床上。一旦他们离开，再没有人帮你的时候，整个情况会很糟糕。

解释所有的事情，并且跟所有的看护者不断强调要按你说的方法去照顾孩子。如果帮助者是爷爷、奶奶或者外公、外婆，情况可能有点令人担忧。大部分爷爷、奶奶或者外公、外婆在面对自己刚出生的孙子和孙女时都会无法控制地满足孩子们的一切要求。如果有关睡眠训练的观念跟长辈很难达成一致，你可能需要等待双胞胎们建立好良好的睡眠模式和习惯后（见第五章不同年龄阶段的孩子平均需要的睡眠时间）再邀请他们来帮忙，那样会更有意义。

很多双胞胎的父母发现，如果其中一个孩子不好好睡觉，另外一个孩子的休息也不会受到影响，即使他们被放在同一个床上也没有关系。当他们还很小的时候更是如此（4个月以下），不论是同卵双胞胎还是异卵双胞胎，他们彼此都不会互相影响，即使当他们的兄弟或姐妹哭闹的时候，对另外一个宝贝也不会有太大的影响。随着时间的推移，如果可以把他们分别放在两个婴儿床上再好不过。这时的宝宝需要更多的空间活动，比如踢腿或者翻身，甚至睡着了也会动来动去。但是如果没有条件，两个孩子需要睡在同一个婴儿床里也没有关系。当其中一个孩子哭闹的时候，不要因为害怕吵到另外一个宝宝而马上安抚。实验表明，双胞胎宝宝对自己兄弟或姐妹哭闹的忍耐力远远高出你的想象。

巧用睡眠记录表

　　我还没有听说过哪一对夫妻对刚出生不久的孩子进行睡眠训练时可以始终坚持一个原则，不论是一个或者两个甚至更多孩子。实际情况是，家长们都无法自始至终贯彻同一个标准，而是经常反复，时紧时松，甚至他们对睡眠训练希望达到的目标都飘忽不定。当我描述的这个事实和你的现状一样的时候，千万不要自责。我们每个人的出发点都是好的，但是生活往往会出现很多意想不到的事情，比如你的孩子可能出现了疝气或者胃食管反流等病症，也可能他们是早产儿，这些因素都会左右你如何去照顾、安抚你的孩子，同样也会增加你的睡眠训练难度。除此而外，宝宝们还可能同时生病，或者其中一个生病，在这种情况下我们当然应该给与他们比较多的安抚。当以上这些情况发生的时候，父母暂时将睡眠训练的计划放在一边，先满足孩子们的需要是完全可以理解的。等到他们回到健康、正常的状态时再开始睡眠训练就好。

　　很多时候，不是你的意志不够坚定，而是你自己因为照顾两个孩子太过辛苦劳累，缺少睡眠而影响你原本的计划。同时照顾两个孩子常常会发生下面的状况：你可能忘记了到底先喂了哪一个孩子？你可能记不清上一次睡觉，哪个孩子睡得时间更长？甚至你可能分不清哪个孩子更喜欢被摇着，哪个在睡觉的时候喜欢被裹起来？再或者每天重复的工作有时会让你产生幻觉，一厢情愿地认为他们睡觉很好，然而事实却并非如此。

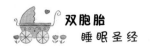

为了让每天的生活更加井然有序，按步就班，很多双胞胎父母会用进食记录表来帮助他们记录两个孩子每次喝奶或吃饭的时间和情况。你可以从医院或者儿科医生那里得到这样的表来进行记录（更多详细内容见参考资料）。同样，每天记录孩子们睡眠情况的表叫睡眠记录表。通过使用这个表，可以帮你清楚地记录每天你是如何对他们进行睡眠训练的，以及孩子们真实的睡眠情况。

制作和使用睡眠记录表十分容易，你要准备的就是两个笔记本。记录表是柱状图的样子，在上面你需要记录每天孩子醒来的时间，睡着的时间，安静的在婴儿床里待了多久，哭了多长时间。横坐标是每天的日期，纵坐标是一天的时间。如果你不用图表而是像写日记一样详细记录每天孩子的生活情况，这样可能有用但并不直观，这种方法就像只见树木不见森林。如果你使用睡眠记录表就不一样了，因为在睡眠记录表中每一个柱状图代表一天 24 小时，通过记录你可以清楚、迅速地发现孩子们睡觉的规律。

我建议把睡眠记录表就放在孩子们睡觉的房间（如果两个孩子分别睡在两个婴儿床上，就把睡眠记录表分别贴在两个床周围的墙上），这样对你记录他们醒来、睡着、安静或者哭闹的情况会更加方便。当你的全职保姆、临时保姆、家人或者邻居来帮照顾孩子的时候，要求他们也详细记录每个孩子的睡眠情况。这样既保证了他们照顾孩子的方法和你一致，而且即使你不在的时候也可以了解孩子们的睡眠情况。当孩子们的睡眠规律逐渐出现的时候，你根据他们自身的需求适时调整晚上的睡觉时间和白天的小睡时间。

"在对我的孩子们进行睡眠训练的时候，我和我的丈夫、保姆、我的妈妈都一致用睡眠记录表来记录孩子们每天的睡觉情况。"

"睡眠记录表真是个好主意。它让我们每个人在对孩子进行睡眠训练时都有清晰明确的方向和目标。通过这个表，我只需要一分钟就清楚地了解了孩子们每天每个小时的睡眠情况（比如说今天和平时一样，或者今天少睡了一觉，晚上需要让他们早点睡觉）。"

"睡眠记录表简直太有用了。一方面它让我们对宝宝想要睡觉时所表达的信号更加留心，另一方面它让我们清晰掌握了两个孩子的睡眠习惯，从而把生活安排得更加井然有序。比如通过记录，我发现一个孩子入睡快，一个孩子入睡慢，因此我们就会让那个入睡快的孩子稍微晚睡一会来保证他们两同时入眠。"

"进食记录表和睡眠记录表让我了解了孩子们的饮食和睡眠规律，从而制订出更加合理有效的日程安排。"

以下是睡眠记录表的模板。从这个表中你可以清楚地看到这个孩子比较规律的睡觉时间、安静时间和哭闹时间，同时你还会发现他最容易哭闹的时候是在即将睡觉前和刚睡醒的时候。

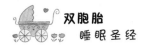
双胞胎
睡眠圣经

睡眠记录表

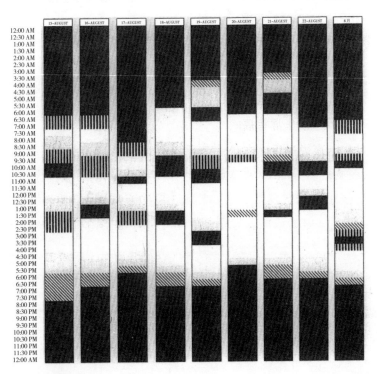

15-AUGUST	16-AUGUST	17-AUGUST	18-AUGUST	19-AUGUST	20-AUGUST	21-AUGUST	22-AUGUST	8月

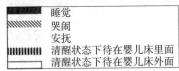

■ 睡觉
▨ 哭闹
□ 安抚
▥ 清醒状态下待在婴儿床里面
□ 清醒状态下待在婴儿床外面

战无不胜的团队合作

很多人会觉得养育双胞胎会给人们的生活和婚姻带来更多的压力。在养育宝宝的过程中会出现各种各样意想不到的事情，比如孩子早产，出生后得了疝气或者肠胃食道逆流症，母亲得了轻微产后抑郁或严重产后抑郁症，抑或因为照顾双胞胎而让你的其他孩子感到被冷落，你的家人对你照顾孩子的方式表示不满，甚至进行干预，就连老天也不作美，糟糕的天气使你无法带着孩子出门享受新鲜空气。凡此种种，让人们对双胞胎父母捏了一把冷汗。在有些国家和地区，由于文化的差异（比如中国）人们觉得生下双胎是一件非常幸运、非常幸福的事情。不过无论是谁，不管在哪里，最初的喜悦过后，在养育孩子的过程中一定会遇到很多困难。处理好所有这些问题的核心就是团队合作、齐心协力。养育孩子是一个漫长的过程，对孩子的睡眠训练也需要足够的时间和耐心，只有做到精诚合作才能克服困难！

第五章 | CHAPTER 5

不同年龄段儿童对睡眠的不同需求

　　当你熟练地掌握了如何在第一时间发现孩子们的睡眠信号之后，不久你就会发现，孩子们困意袭来的时间以及他们整体的睡眠规律会不断发生变化。如果你不能及时了解到这种变化，还依赖于之前的经验和判断，睡眠训练的成果和好不容易建立起来的作息规律就可能被破坏。这就是为什么我要写下这一章。这一章主要介绍儿童在不同年龄段对睡眠的不同需求。通过阅读学习这一章的内容，你可以对孩子们身上发生的变化做到充分了解和提前预知，从而对睡眠训练计划以及日常作息规律做出最合理的调整和安排。那句话是怎么说的来着？知识就是力量！

　　下面的表格会清晰地告诉你儿童在不同年龄段到底需要多长时间的睡眠。表格里的统计数字是平均值，并不会精确到每一个个体。表格里的数字所代表的时间指的是一个孩子白天和黑夜加起来的全部睡眠时间。在本章接下来的各个小节中，我们会具体讨论每一个年龄组内的儿童睡眠的具体情况，例如总睡眠时间到底该如何合理分配到夜间睡眠和日间小睡中,以及该如何利用这些数据来影响和改变我们的家庭和育儿生活。

这个表格里的大部分数据都是我亲自采集并整理的,这些数据大多来自我在 20 世纪 80 年代时针对芝加哥地区儿童睡眠状况所做的一项调查研究,接受调查的儿童超过 2000 名。我将我的研究数据及结果和其他几个在我之前完成并已经公开的相似研究进行了对比,发现大家的结果基本一致,而这些研究都是在不同的国家和区域进行的,比如英国、日本、美国的加利福尼亚州和明尼苏达州。由此可以发现,尽管不同国家和地区存在着巨大的文化、社会及生态差异,尽管包括电视、DVD 及电脑在内的现代科技革新对人们的家庭生活方式产生了巨大的改变,但儿童在不同年龄阶段对睡眠的需求却从未发生改变,并且在全球范围内保持着高度一致。

我的双胞胎宝宝们的睡觉时间到底该有多久?

年　龄	24 小时内总睡眠时间
出生后 1～2 周	15～17 小时
出生后 1 个月	13.5 小时
2 个月	14.5 小时
3 个月	14.5 小时
4 个月	14.5 小时
5 个月	14 小时
6 个月	14 小时
9 个月	14 小时
1 年	13.5 小时
2 年	13.5 小时
3 年	12.5 小时
4 年	12 小时
5 年	11 小时

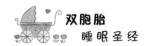

当然，在实际情况中，一些儿童可能需要更多的睡眠时间，另一些则可能用不了睡那么久。请记住，表格里面的数据是平均值。作为父母，你应该对孩子们所表现出来的情绪和行为保持高度的敏感，特别是在一天快要结束的时候。至于这些数据，它们很重要，也很科学，但不要把它们当作严苛的标准去和自己孩子的睡眠时间进行比照，只要差不多接近就没有太大问题。请仔细阅读下面的章节内容，我会详细介绍每一个年龄组的儿童睡眠的具体情况。

双胞胎新生儿（从原计划预产期到预产期后两周内）

如果你的双胞胎新生儿宝宝们在 24 个小时里可以睡上 15～17 个小时，那么即便他们睡觉的时间并不是你希望的时间，他们也还是获取了足够的睡眠。在这一阶段，孩子们并不会从生理上形成睡眠规律，他们的体内还没有生物钟在工作，所以也不可能建立起任何作息制度，父母也无需费心去猜测和尝试掌握他们的睡眠时间和长度，再多努力也是白费。在这一阶段里，唯一可以被父母掌握的规律就是睡眠通常发生在两次喂奶之间。在实际情况中，因为双胞胎通常是早产儿，所以绝大部分儿科医生都会严格要求家长每 3 个小时就给宝宝们喂一次奶，否则宝宝们就无法顺利增重、健康成长。这样做的结果就是在开始的这段时间里，父母完全无法让孩子们每次睡觉的时间变长，而且必须让自己适应不管在干什么都需要每 3 个小时停下来去喂奶的这一疯狂节奏。这种情况要一直等到医生宣布不再需要每 3 小时给孩子们喂一次奶后才能得到改善。

也就是这一阶段，许多父母被折腾得筋疲力尽，他们甚至要数着时间过日子，好不容易喂完了一次奶将孩子哄睡，就立刻开始3小时倒计时为下一次"战役"做好准备。他们不但无法得知孩子们的睡眠和作息规律，也无法采取任何训练手法，只能被动接受。

但是，从另一个角度而言，这段时间对于父母来说也是弥足珍贵的。世界上所有其他事情在这时对父母来说都是次要的，父母可以无需过于担心日常生活里的琐事和工作上繁重的任务，而是全心全意地将注意力集中在自己的孩子们身上。许多父母事后回忆时都会发现，除了无休止的喂奶、换尿布和疲劳之外，他们还会记住那段时间里发生过的许多小幸福。可以更加让父母感到愉悦和幸福的因素来自于他们的整个大家庭和社交圈子，在亲朋好友们之间传递的那种喜悦之情会强烈地感染父母，让父母在劳累之余也能感到自己辛苦生下的这对双胞胎宝宝为所有人带来的快乐。在最开始这两周里，生活有时会很艰难，因为你们的身边突然多了两个新人。妈妈的身体状况也不会很好，不管是顺产还是剖腹产，一次生下两个宝宝的妈妈的身体一定是虚弱的。可是，和之后的日子相比，最开始的两周总体而言其实是愉悦和平和的。

双胞胎新生儿宝宝们在他们生命的前两周里，往往会在24个小时里睡上15～17个小时，并且每一次睡眠活动都发生在两次进食之间。

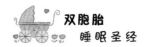

　　无论你的双胞胎宝宝是足月生产还是早产，也无论他们是同卵双生还是异卵双生，关于睡眠的一个大原则是：孩子们需要一段时间去形成一定的睡眠和作息规律，只有等这段时间过去以后，父母才有可能开始在他们身上寻找规律性的睡眠特点和信号。宝宝们长到六周以后，他们的身体才会对夜晚和白天加以区分，夜间睡眠和日间小睡才开始显露出它各自的意义。所以，即便是那些在长大以后个体差异非常明显的异卵双生双胞胎宝宝，在生命前两周的睡眠状态和时间上，也基本上会相差无几。只不过，一旦这个时间过去，异卵双生的宝宝们会逐渐开始显现出不同，而同卵双生的宝宝们则很可能就此将这种一致性保持下去。

　　人体大脑内部的生物钟决定了人会在什么时候发困，也决定了人在白天和晚上什么时间去睡觉。这个生物钟的出现和形成是完全独立的一个过程，它只在时间上和婴儿的预产期产生关联，和其他所有婴儿身体机能的发育都不存在关系。这个过程体现了婴儿大脑的发展和成熟，和婴儿的体重没有丝毫关系。所以，你的两个宝宝在体重和身体发育上可能有显著的差别，但那并不代表他们有不同的生物钟。也就是说，你在进行睡眠训练时，应该对他们一视同仁。

　　人体大脑内部的这个生物钟体系是自动形成并发展成熟的，但它能做的仅仅是告诉人体什么时候该去睡觉，它无法帮助一个人真正睡去，也无法保证睡眠的质量。婴儿们的高质量睡眠需要父母去精心培养，正如我们在本书之前所有部分中所讨论过的那样，父母们需要尽可能发现并掌握婴儿身体和行为中所透露出来的睡眠信号。当生物钟开始在婴儿体内形成时，各种我们在前面提到过的"困意信号"就会逐渐开始出现了。

大部分双胞胎新生儿可以在任何时间、任何地点以任何方式呼呼大睡，而且根本不会受到外界各类噪音和干扰的影响。对于足月出生的双胞胎新生儿来说，这种状态大约会延续几天到两周不等，而对于早产双胞胎新生儿来说，这种睡眠状态则会一直被他们保持到接近或者过了他们的原定预产期为止。只要过了他们的原定预产期，双胞胎宝宝们就会比之前更加容易清醒，在清醒时也显得更加机灵。他们会开始转动眼球向四周张望，并开始更长时间地注视父母的脸庞，他们还会逐渐表现出对周边环境的好奇和敏感。父母应该特别注意新生儿在这两种状态间的转换并做出相应的调整。在这其间，婴儿们虽然可以排除外界干扰入睡，但父母不应该因此不在乎外界环境。父母仍然应该尽量给孩子们营造一个安静、舒适的环境，让他们在昏暗、没有嘈杂的房间睡去，会为之后的睡眠训练打下良好的基础。

尽早开始同步化训练

我们在本书第三章里已经讨论过，对双胞胎宝宝们进行睡眠训练是否成功，主要取决于是否可以成功地将他们的睡眠同步化。在宝宝们还处于新生儿阶段时，因为他们的生物

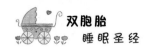
钟机能还没有完全发育形成，所以他们什么时候睡觉主要取决于什么时候喝奶。父母如果可以努力将宝宝们喝奶的时间同步化，睡觉同步化的问题也就迎刃而解了。我在第三章里对具体的方法有详尽的描述，这里只简单重复一下，以供没有读过第三章的父母参考。在照顾双胞胎新生儿时，父母如果决定让宝宝们在同一时间喝奶，宝宝们就必须在同一时间全部醒来。即便有的时候另外一个宝宝正在睡觉，父母也必须把这个宝宝一起叫起来。

在实际情况中，有的时候因为人手不足或者其他原因，父母可以允许某一个孩子比另一个孩子稍微多睡那么一会儿，但这个多余的睡觉时间应该被控制在二三十分钟以内，再长的话就会影响整个睡眠训练计划。总之，在最开始的时候，父母的唯一目标就是让双胞胎宝宝们的进食时间保持同步，这样就不需要花数倍的时间来完成相同的一件事。三大原则分别是"一个人饿了，两个人一起吃"、"一个人醒了，两个人都起床"和"一个人困了，两个人都去睡"。

新生儿的哭泣

在双胞胎新生儿诞生后的几周内，他们对外界事物的敏感度以及他们在不睡觉时的清醒度都会不断保持上升。有的时候，宝宝们会莫名其妙地变得难以取悦，或者异常烦躁，直至痛哭不止。我们需要对宝宝们的哭泣及哭泣背后的原因做一些了解。

早产婴儿无缘无故痛哭的原因多是因为患上了肠胃食道

逆流症，你如果发现孩子们有这样的状况，应该及时带他们去看儿医。但对于多数婴儿来说，无缘无故地哭泣基本上都是因为饥饿导致，而最好的让他们停止哭泣的办法无疑就是给他们一瓶奶或者让妈妈亲自给他们哺乳。然而我们又知道，在他们喝奶时，他们也在吮吸，而吮吸本身也是一种安抚的行为，所以真正让他们停止哭泣的究竟是奶水还是吮吸这个动作，有时还真的不好说。有的父母会尝试先给孩子一个安抚奶嘴，如果孩子仅靠吮吸奶嘴就停止哭泣了，那他们也许还并不饿。

新生儿的哭闹还可能是因为腹痛而导致，因为我们经常看到孩子不断地伸缩双腿，有时候那是因为他们的肚子很疼。我们有时还会发现孩子会不断打嗝和放屁，这是因为孩子在哭闹时会吸进许多空气，而小孩子以这种方式吸入空气后就有可能会造成打嗝或者放屁，所以打嗝和放屁并不是哭闹的原因，而是哭闹所可能造成的结果。但无论怎样，双胞胎新生儿反反复复、一浪高过一浪的哭闹足以让所有家长感到头疼和厌烦，而哭闹的原因说复杂不算复杂，但说简单也绝对不算简单。如果父母本身就因为家里大大小小的事情疲惫不堪，再赶上新生儿哭闹不止，那真是要黔驴技穷，然后静待崩溃了。可实际上，新生儿的这种哭闹是再正常不过的事情，除非他们的哭闹维持时间过长，或者父母用尽任何办法都无法安抚他们。如果出现这两种情况，应该带孩子去就医（请看本书第 121 页，我在那里会提供更多有关腹痛的知识和信息）。

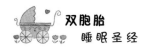

在新生儿阶段，大声并且持续时间较长的哭泣应该立刻得到关注和安抚，因为双胞胎宝宝们在大多数情况下都是因为饥饿、口渴、排便、太冷或者太热而哭闹。哭闹是他们唯一可以采取的表达方式。但是，宝宝们在睡觉时和尝试入睡时发出的其他一些声音是完全不必理会的，比如呜呜咽咽、低声的断断续续的啜泣、无意识的哭泣、吐气时带起的哨音等。许多父母、保姆或者老人都会犯一个错误，就是哪怕孩子们只是发出了一点点声音，他们就立刻冲到孩子身边开始安抚。他们过于快速的反应反而对本来正处于良好睡眠或入睡状态的宝宝们造成了影响。

如果大人习惯和小孩子们同睡在一个房间，这种情况出现的概率会大大增加，因为大人可以很轻松地听到任何声响。有时，两个孩子之前会稍微产生一些互相打扰，大人对此可以完全不必理会。要知道，这两个孩子在妈妈的肚子里早已经共处了好多个月了，他们比大人更知道如何和对方相处，他们需要做的是有更多时间和机会来学习如何在新的环境下和自己的兄弟姐妹相处，如何在睡觉时不因对方的动作和声音而受到影响。

当双胞胎宝宝们继续长到预产期过后数周大小时，如果父母还是会因为一点点小的响动和哭泣就跑去安抚孩子们的话，父母就是在剥夺孩子们学习自我安抚和自行入睡的机会。另外，这样的行为也可能会让双胞胎宝宝误以为在晚上谁哭得声音越大，谁就会获得越多父母的关注和安抚。我在之前的第四章里已经讲到过，如果你在夜里听到你的双胞胎宝宝们在哭闹却不知道他们到底为什么哭也不知道你到底该怎么办时，请让父亲走进房间对他们进行安抚。在这件事情上，父亲参与得越多，孩子们学会自我安抚的速度就越快。此处请注意，许多父母会想当然地认为孩子夜里哭是因为他们饿了，而实际上预产期过后数周时，孩子已经可以睡整觉了，所以夜里那个时间绝对不应该是喂奶时间！如果你实在不相信理论，你也可以让爸爸拿着奶瓶（可以是提前泵好的哺乳乳汁，也可以是奶粉）去给孩子们喝，然后观察一下，看看他们到底喝了多少，在喝的时候多快就会重新睡过去，你大概就会知道孩子们到底是真的饿了还是他们只是想让人陪。

如果双胞胎宝宝中的一个总是在夜间大声地、长时间地哭泣，有些家长会尝试将两个宝宝分开放到不同的房间去睡觉，因为他们担心这个疯狂哭闹的宝宝会让另一个本来安静的宝宝无法入睡。但实际上，研究和经验都表明，如果双胞胎里一个人哭闹一个人安静，那个安静的宝宝会自动调整自己的抗干扰能力，即便自己的"邻居"哭得再凶猛，他也可以安然地睡一个整觉。听起来有点不可思议对不对？但这确实是千真万确的。

预产期过后 4～6 周

当你的双胞胎宝宝们继续成长，你会发现他们的睡眠习惯也随之改变。他们在 24 小时内的总睡眠需求时间会从之前的 15～17 个小时下降到 13.5 个小时，然后再攀升到 14

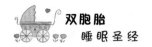
个小时。在预产期过后 6 周左右，婴儿们的生理睡眠节奏开始显现，父母们可以开始给孩子制定一个合理的夜间入睡和早晨起床的时间表。在这 14 个小时里，夜间睡眠应该占到 8～9 个小时，即便孩子们在夜间还不能睡整觉。另外的 5 个或者 5 个半小时的睡眠则是来自于断断续续的日间小睡。大部分父母依然会选择在这一段时间内把两个宝宝放在不同的婴儿床里睡觉，以期给宝宝们提供更大的空间去随意蠕动和伸缩。

在前面的章节我们也讨论过，在 6 周之前，宝宝们的单次最长睡眠时间大概也就是 2～3 个小时，而且还可能发生在 24 小时里的任何时间段中，给父母的照看和休息都带来很大的麻烦。而一旦到了第 6 周，单次最长睡眠时间就会奇迹般地延长到 4～6 个小时，而且这次睡眠有很大几率会发生在傍晚或者夜间。在这之前，许多父母已经绝望了，他们不敢相信这样的好事会这么快就来临。夜间睡眠规律是自然形成的，父母所使用的各种睡眠训练方法可以帮助孩子入睡和提高睡眠完整度及质量，但并不会创造或者改造睡眠规律。最开始时，可能是双胞胎中的某一个宝宝首先开始在晚上入睡，另一个可能需要稍微多一点的耐心，但不久之后，两个宝宝都会习惯把最长的那一觉留到晚上再睡。在这一阶段，父母依然不能奢望可以在夜里睡一个整觉，但至少可以有 4～6 个小时的整块时间可以休息，跟之前相比，已经大有进步。

当你的双胞胎宝宝们长到原定预产期过后 6 周左右时，他们体内的生物钟开始发挥作用，睡眠规律的雏形，尤其是夜间睡眠习惯会开始显现，而父母们也可以开始考虑进行睡眠训练了。在他们所需要的 13.5 个小时总睡眠时间中，大约有 5～5.5 个小时都来自于断断续续的日间小睡，另外 8 个小时左右的睡眠来自于晚上。

哭闹和腹痛

刚才我们讲到，处于这一阶段的宝宝们通常会拥有更长时间的单次睡眠以及更长时间的清醒状态，伴随着这个积极变化同时发生的还有一个负面影响，那就是宝宝们会比之前更加易怒，更加难以取悦。宝宝们的哭闹烦躁可能会发生在一天中的任意时间，但一般而言在清晨和夜晚最为集中，哭闹程度也最为厉害。宝宝们经常会在晚上 11 点或 12 点左右突然爆发，而这个时间可能正是大人们忙完所有工作准备上床睡觉的时候，也是大人们误以为宝宝们要进入深度睡眠的时候。并不是每个宝宝都会出现这种情况，但出现这种情况的宝宝大多被认为是由于腹痛等原因而导致极度难以取悦。如果出现这种极度难以取悦的状况，那么父母应该考虑把两个宝宝暂时分开，因为现在这个阶段已经不同于最开始，如果不分开两个人的话，极度狂躁的宝宝有可能影响到另一个的正常休息。

如果一个小宝宝在 24 小时中有超过 3 个小时的时间都

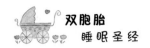

在哭闹，并且这种哭闹必须通过父母的安抚才能得到缓解，然后这种情况每周都至少会出现 3 次，并且会持续长达 3 周，那么这种症状就会被定义为婴儿急性腹痛。

在我对双胞胎家庭的研究中，大约 30% 的家庭表示，他们的双胞胎宝宝中只有一个曾经出现过极度烦躁和急性腹痛的症状，而一家里两个宝宝同时出现这种症状的概率在我的调查中只有 9%。

我在自己更早期的一些研究中发现，曾经出现急性腹痛症状的婴儿们很难学会自己入睡，入睡以后也很难保持深度睡眠。如果他们的急性腹痛症状得不到解决，即便我们遵循了睡眠训练的所有步骤，也无法帮助他们更好地入睡。所有我们在上一章里谈到过的训练步骤，比如在欲睡未睡时将宝宝从怀中放下，都只适用于身体状况正常的宝宝。

一旦双胞胎宝宝中的一人或者两人出现了急性腹痛或者极度烦躁的症状，仅靠一个成年人是绝对不可能同时满足两个孩子的需求的。如果你的另一半不在家，你一时也不能找来多余的帮手，那你必须学会分辨轻重缓急：先照顾症状严重的一个。当然，在两个宝宝都出现不良反应的情况下，找更多人来帮忙是最佳的选择，即便这意味着你需要另花钱去雇人，那也是值得的。

　　"妈妈需要学会在照顾孩子的繁重日程里给自己挤出一些放松的时间。比如，当爸爸回到家里时，让妈妈去超市里给家里买点菜就当作是散步，总之想办法让妈妈时不时能离开家、离开孩子，哪怕仅仅是15分钟，也会对妈妈的精神状态有很大的帮助。"

　　"我觉得每个妈妈都是不一样的，有的妈妈能力很强，有的妈妈则需要从别人那里获得多一点的帮助。对我而言，在孩子们刚回到家的前几个月里，能有人帮助我一起照顾他们，是非常重要的。我的另外一个重要经验是，不论照顾孩子有多忙，都要给自己找到休闲放松的时间，但这一点我自己做得并不好，所以我的精神状态一度出现了一些问题。能成为一个妈妈是很幸福的事情，但同时也别忘了，我们还是一个女人，而一个女人需要有时间读书、逛街、做头发或者美容。在我看来，这些都是极其重要的。"

　　"想尽一切办法离开家去做一些自己喜欢的事情，总之暂时忘掉你的孩子，哪怕只有半个小时也行。"

　　"任何时间，任何机会，如果你可以给母亲们提供一点自由的时间和空间，让她们卸下沉重的负担，请不要犹豫地这样去做吧！在这方面我很幸运，因为我的丈夫和家庭里的其他亲友经常可以帮我照看我的孩子们，但是我没办法因此而卸下所有负担，因为当他们帮我照看孩子们时，我时常会感到既然他们在为

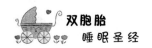
我付出，那么我就需要做出回报。比如，如果我的丈夫让我在早晨睡了个懒觉，我就觉得也许明天该轮到他去睡一个懒觉，我则要早早起来一人承揽下家里的所有事情。真希望能有机会毫无负担地休息一会儿，哪怕只是一会儿。"

几乎所有糟糕的事情都会在双胞胎宝宝们长大到 6 周左右时出现转机。除了我们刚刚谈到过的这些睡眠和作息习惯之外，最大的惊喜和幸福就是，从这时起，你的宝宝们要开始露出真正的笑容了！和从前那些无意识的笑完全不同的是，现在宝宝们时不时露出的笑脸都是在有意识地对父母做出回应。

预产期过后 9～12 周

在预产期过后 9～12 周，即 3 个月左右，婴儿的生理睡眠规律会再次自动调整。在这期间，婴儿 24 小时内所需要的总睡眠时间会上升到 14.5 个小时，较之前数周稍有增加。其中，夜间睡眠所占比重也进一步加大。

你的双胞胎宝宝在这期间对夜间睡眠的总时间需求会上升至 9～10 个小时，尽管他们还不一定具备一觉睡到天亮的能力。至于日间小睡，他们大约需要 4.5～5 个小时。和上个月相比，他们的睡眠总需求时间增加了 1 小时，这增加的一部分主要体现在夜间睡眠需求时间上，而白天睡觉的时间反而会变得更短。

预产期过后第 6 周是一个临界点。在第 6 周这一周内，婴儿们的哭闹焦躁程度和清醒程度都达到他们出生以来的顶峰，然而哪怕是仅仅过去了几天，他们的生理机能就会立刻开始产生新的变化，其中最显著的变化就是他们会在晚上很早的时间就开始感到困倦。在此之前，婴儿们经常会在晚上 9、10 点甚至 11 点才能困倦并最终入睡，但现在他们在 6～8 点就会昏昏欲睡了。我无法告诉你到底是 6 点 30 分还是 7 点 40 分，我只能告诉你这个大概的时间范围，我也无法向你保证他们每天晚上都会在同样的时间感到困倦，但无论如何，这个时间提前了。

记住，不论你做什么事情，都无法阻止发生在他们身上的这个变化，这是由他们大脑内的生物钟系统操控的。父母需要做的就是提前了解到这个变化，并留心观察他们的困倦信号。困倦信号包括哪些？我在前面的章节已经讲过，大体上就是肢体动作变缓、双眼无神、对外界事物失去兴趣、上下眼皮打架等。一旦发现这些信号，那就是时候开始对他们进行适当的安抚然后准备让他们自己去睡了。

两个孩子可能有一些不同，尤其是异卵双生的孩子，他们在睡眠上个体差异差不多就是从这个时候开始逐渐显现的。如果当你注意到他们时，他们已经开始用手不断地揉眼睛，或者情绪已经开始变得焦躁起来的话，那就说明他们已经过度疲劳了，最佳入睡时机已经错过了。刚开始抓不准时机是正常的，几天时间应该足够父母练习并跟上孩子们的新变化。

我从家长那里听到过许多关于睡眠训练的错误看法和经

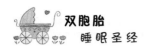
验，其中最常见的一个错误就出现在这个阶段。当许多家长发现孩子们刚刚到了晚上7点就哈欠连天时，他们不但没有及时调整睡眠训练的方法，反而采取各种方式试图让孩子们晚点儿再睡。这些家长天真地认为，如果可以让孩子像前些天一样晚点儿再睡，或者让孩子在睡下的时候筋疲力尽，就可以帮助他们一觉睡到大天亮了。

我非常理解这些父母们，因为此时的他们可能早已经在前3个月内被他们的双胞胎宝宝们折腾得够呛了，他们无比地期望孩子们睡整觉的那一天快点来临，所以他们才被迫出此下策。我知道，让孩子们晚点儿再睡或者玩累了再睡可以促进孩子睡得更沉更久，这听起来的确有几分道理，但是科学研究和实践经验早已经证明，晚上要想睡好，白天就不能累着。越好的身心状态会带来越好的睡眠，越好的睡眠则会带来更好的状态和更好的睡眠。

> 每个家庭对于时间都有着不同的概念。对有的家庭来说，可能晚上7点是一个太早的上床睡觉的时间，对另外一些家庭而言，可能9点上床也还是太早。所以，不要去询问或者在意其他家庭的晚上入睡时间，把注意力永远都放在自己家上和自己的孩子们身上。根据自己家庭的自身情况和孩子们的身心状态来调整和决定夜间睡眠及日间小睡的时间。

如果父母不了解这个知识，也不注意观察发生在3个月左右的婴儿身上的这个睡眠习惯的变化，从而长期让自己的双胞胎孩子们比他们应该睡去的时间再晚一点去睡，哪怕仅仅是晚了十几分钟，都会对双胞胎造成难以估量和补救的身心伤害。这种伤害是一种慢性伤害，就相当于让孩子们欠下了一笔"睡眠债"，当这笔债务积累到一定程度之后，一定会迎来负作用的大爆发。许多妈妈会发出这样的抱怨："我的孩子们之前睡觉都挺好的，结果不知道为什么，他们的睡眠状况到了3个月之后就急转直下了。"每每听到这样的抱怨，我都清楚地知道，是家长们没有根据孩子们的生理睡眠规律的变化做出相应的调整。

如果人体是一台汽车，睡眠就是汽油，晚上那一觉没睡好的话，汽油到了下午3、4点钟就快要烧完了，人也无力再支撑那个时候的各类活动。真正的汽车有汽油表，可大人无法准确判断孩子的体内还剩多少油料。基本上，大人只能用眼睛当作测量的唯一工具，用知识当作判断的唯一准绳。总之，父母要留心观察孩子身体发出的困倦信号，并让他们在晚上尽早上床睡觉。在此，我跟大家分享两种最常见的方法，可以帮助孩子们晚上早点睡觉。

1. 将上床时间刻意提前一点点

父母可以故意将上床时间提前15～20分钟，然后让双胞胎宝宝们在这个时间就把一切准备就绪，连续如此坚持上几个晚上之后，就可以以每天提前5分钟的频率继续将上床时间变早。父母通常会发现，最开始的几天是最难的，一旦突破，之后每天5分钟的前移速度就不是什么问题了。一般而言，耗时两周左右就可以把孩子们晚上入睡的时间调整到

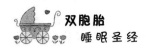
父母所期望的时间。

2. 将上床时间刻意提前许多

和上一个方法相比，这个方法来得更加"猛烈"一些。顾名思义，这一次父母可以直接把平常的入睡时间提前一个小时甚至更多，然后早早就把孩子们赶上床去。这个方法可以在较快的时间内将孩子们的入睡时间提前到父母所期望的时间。但也要注意的是，这个方法不宜连续使用太久，因为它可能造成孩子们早上醒来得太早，全家人还是得不到充足的休息，适得其反了。

我的调查显示，那些孩子们可以在晚上早早入睡的家庭往往拥有轻松、愉悦的清晨时光，家长和孩子们都可以从容地迎接新一天的到来。而在晚上，这样的孩子们也很少会给家长们制造难题，夜里的睡眠问题少之又少。另一方面，许多家长都特别指出，他们的婚姻关系也因此变得更加牢固，因为他们每天晚上大约 7 点之后都有一些空闲时间可以在一起看看电视、聊聊天，享受专属于夫妻的二人空间。休息充分、心情愉悦的父母自然反过来也会对他们的孩子们提供更好的关爱和照料，整个家庭就会因此而形成一个良性循环。

这么做的负面影响也不是没有，首当其冲的代价就是父母在下班回家后陪伴孩子们的时间变少了。更有甚者，一些父母下班很晚，回到家以后发现孩子们都睡了，见都没见着。当辛苦工作一天的父亲回到家，满心期待看见自己的宝贝们并和他们一起玩耍一阵子时却发现他们已经睡了，失望之情可想而知。但请记住，这一点点损失和婴儿们早睡早起后对全家带来的全方位收获相比根本算不了什么。何况，获得了良好睡眠的孩子们和大人们会变得越来越健康和愉悦，可以更好地在其他时间享受亲子活动带来的乐趣。

"当我们的宝宝们的上床时间变成晚上 6 点半以后，说实话，我对此感到很失落。因为这意味着我和我丈夫每天晚上下班回家后只有大约 1 个小时的时间可以看到孩子们、可以陪他们玩耍。但我逐渐想通了，我这其实也是一种自私，我只想到了自己要去享受亲子活动带来的愉悦，却忘记了健康睡眠对孩子们成长的重要性。"

预产期过后的 13～16 周

预产期过后的 13～16 周，即 3～4 个月期间，孩子们每天的睡眠总需求时间较之前基本没有什么太大变化，可能偶尔他们会在晚上多睡上半个小时，或者在白天少睡上片刻，基本可以忽略不计。不过，虽然总体看起来没什么变化，但孩子们身体内部的生物钟系统在这期间会对日间小睡起到很大的自我调节作用，并最终帮助孩子们建立起相较之前更为固定的日间作息规律。在这期间，父母通常会发现孩子们在白天要小睡 3 次。

晨间小睡

在此之前，父母无法预测宝宝们日间小睡的规律和长

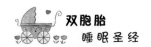
短，因为它们完全没有规律可言。但从现在开始，随着宝宝们白天保持清醒的时间渐渐增长，他们的第一次小睡——晨间小睡，也随之固定下来。最开始，这个晨间小睡会始于早晨8点或8点半左右。然后，随着他们在前一天晚上的入睡时间的提前以及夜间睡眠质量的提高，晨间小睡的入睡时间会被延迟到9点左右。如果你在此之前还从来没有尝试过对宝宝们的日间小睡进行训练，那么现在就请不要再拖延了。无论你们是在家还是在其他地方，在小睡时间到来时，都请尽量给宝宝们营造一个昏暗、安静的地方供他们小睡。双胞胎宝宝们对环境刺激和干扰的敏感程度在这一阶段已经大幅度上升，并且会持续影响他们的健康睡眠。

亲爱的读者请时刻记住，宝宝们日间小睡的入睡时间比他们睡了多久要重要许多。父母的主要工作就是准确把握孩子们困意袭来的那一个瞬间，然后及时提供适当的安抚并创造好有利的环境。单就晨间小睡而言，一开始孩子们大概只会睡上40～45分钟，但你需要做的是确保他们能按时入睡，睡得长一点短一点都是无所谓的。

午睡

随着婴儿体内生物钟系统继续发育，不久之后，孩子们午睡的习惯也要开始养成了。一开始，午睡会在上午11～12点开始。在婴儿长到4～6个月时，随着他们晨间小睡时间的增加，午睡的开始时间会被延迟到中午12点到下午2点。到了6个月以后，晨间小睡和午睡各自都会延续1～2

个小时。但也有例外，比如那些曾经患有急性腹痛的婴儿们，可能要再等上一段时间才能形成固定的午睡规律。

有的婴儿，因为晚上入睡时间太晚导致第二天早上起床时精力不佳，这样的婴儿很可能不会在这一阶段养成规律的午睡习惯，即便养成了也只能睡很短的时间（大大短于1个小时），很难起到睡眠应该发挥的作用。还有的婴儿，各个睡眠环节都没有问题，早起早睡、发育良好，但是在这一阶段偏偏就没有养成午睡的习惯。这样的情况基本是基因导致，有的人的确天生就不太爱睡觉。

总之，我要表达的意思就是，当我们观察并分析婴儿们在白天的第2次或者第3次小睡时，有太多复杂又细微的因素会导致婴儿不能拥有一个稳定的日间小睡规律。父母对此应该有一定的心理准备，不要一概而论，而应该切实地了解自己孩子们的情况。

当然，在考虑午睡这个问题时也不能忘记双胞胎之间的个体差异。同卵双生的双胞胎的父母的普遍反应是，他们的宝宝们天生就拥有比较相似的睡眠规律，而异卵双生双胞胎的父母们则明显有截然不同的反馈。如我们之前所说，异卵双生双胞胎的父母最好在制定睡眠时间表时提前留下一些余地，让两个宝宝都可以获得足够的午睡时间。但偶尔也有些家长会放松对孩子的午睡要求，可这样的家长往往对孩子的晨间小睡要求特别严格。他们给孩子们传递的信息是：要不然你们就好好睡两次觉，要不然你们就好好睡早上那一次，但如果你们连早上那一次都不能杜绝干扰、按时入睡，那我

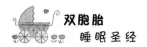
就会给你们点儿颜色看看!

第3次小睡

许多婴儿会在下午2点到4点之间再打一个小盹,这个小盹主要取决于婴儿们的晨间小睡和午睡的质量及长度。这次小睡比较随机也很难预测。这次小睡对婴儿们当天晚上的夜间睡眠也会产生一定的影响,比如如果孩子们下午睡得太久,他们晚上的上床时间就自然而然地会被拖延。父母无法提前制定好这一觉的入睡和起床时间,因为可以影响到这一次小睡的因素实在是太多太多了!唯一的办法就是记住这一次小睡可能发生的时间区间,然后在一段时间里保持对孩子们的密切观察。如果他们出现了一些困倦的信号,那就说明他们需要睡这一觉,相反,如果一切正常,他们不想睡,也是没问题的!

当孩子们长到3~4个月时,他们晚上上床的时间往往集中在下午5点半到晚上7点半之间,但如果家长可以从下午4点到5点期间就开始对孩子们进行观察,你也许可以提前预测到不少今天会发生的事情。如果4点多的时候孩子看起来很疲惫,但是最终没有睡着,那么他的疲劳程度会累积到晚上,对夜间睡眠也造成影响。

另外值得注意的一点是,这一阶段宝宝们睡眠习惯和规律变化较多,即便是接受过一些睡眠训练的宝宝们在此期间也可能出现一些反复。而杜绝反复并彻底解决这个问题的最佳方法就是在白天紧紧盯住这两位"大神",哪怕是把自己想象成他们的奴隶，也要尽全力让他们的日间小睡得到保证，这同时也是进行同步化训练的最佳时间。

> "在最开始的 3 个月里，有很多人都来帮助我，然后仿佛就是在一瞬间，所有帮手都消失了。我突然感到孤单无援，害怕自己不能完成包括睡眠训练在内的一系列工作。我曾经对我的大孩子建立过一套睡前安抚程序，从洗澡开始，到换上睡衣、读书、唱歌，最终让他入睡。这次，为了我的双胞胎宝宝们，我特意聘请了一名保姆，让她和我还有我的丈夫一起对双胞胎进行睡眠训练。但是当保姆有事离开，我一时间又找不到任何其他帮手时，我感到分身乏术，无力同时应付两个孩子。我最后只能把那一套睡前程序彻底改变，我没空给他们读书，我只能在早晨给他们洗澡，我必须依靠一些音乐和两瓶牛奶才能让他们老老实实躺在床上睡觉。"

预产期过后的 4～6 个月

在这一阶段，你的双胞胎宝宝们的每日睡眠总需求时间依然稳定地保持在 14 个小时，但不同点在于，此时，他们往往可以睡整觉了。

但是，即便总体看来一切照旧，但其实还是有一个显著的变化值得父母注意，那就是在这一阶段内，宝宝们白天睡觉的时间会大大增加。在此之前，他们一天中会小睡两三次

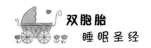
甚至更多次，但现在，他们通常只会小睡两次，可每次都会持续一两个小时，而且是非常给力的深度睡眠！有些双胞胎可能是晨间小睡那一觉时间较长，另一些则是午睡时间更长。

许多家长在这期间会纠结于到底还要不要在半夜给宝宝们喂奶。对此，答案并不是唯一的。虽然理论上宝宝们已经可以睡整觉了，也就是说不需要再喂奶了，但实际上，许多父母还是觉得他们必须给宝宝们半夜喝上一次甚至两次奶。造成这种情况的原因主要有两个：一是因为父母之前并没有很好地对孩子们进行睡眠训练，宝宝们在半夜哭醒，逼迫父母用喂奶来安抚；二是因为父母心里总是觉得宝宝们还小，需要不分昼夜地多吃奶。而实际情况是，处于这一年龄段里的宝宝们，体内的生物钟让他们在夜间睡眠时反复地在深度睡眠和浅度睡眠之间交替。有的时候，在他们处于浅度睡眠时，他们身体的一部分可能会清醒过来，这时他们可能会哭，但这并不代表他们真的醒来了，往往片刻过后，他们就又重新进入深度睡眠了。

如果家长们一听到他们的哭声就立刻冲进房间，反而有可能将他们彻底唤醒。当宝宝们更加懂事以后，他们甚至会以为父母冲进房间是要和他们玩耍，从而彻底中断睡眠，并打乱整个睡眠和作息规律。宝宝们的哭声很可怜，他们醒来以后拉着你玩耍时的笑脸很可爱，但这些都不重要，唯一重要的事情只有一件，就是他们是否可以拥有健康的睡眠。如果夜间喂奶这种行为成为常态，宝宝们的睡眠就不可能健康。有些父母认为这没什么大不了的，第二天多睡一会儿补回来就好了,我就是不能让我的孩子饿着。科学表明,第二天多睡的那一会儿根本无法弥补夜间长睡眠所损失掉的那部分,换句话说,白天的睡眠和晚上的睡眠截然不同,哪怕宝宝们可以从时间上一比一地补回来,但在睡眠效果上也毫无用处。

"尖峰时刻"

如果你的双胞胎宝宝们经常晚睡觉、在夜间因为各种原因不能睡整觉、在白天没有一个昏暗又安静的环境供他们小睡,那么,你的双胞胎宝宝们的身体极有可能因此而过度疲劳。过度疲劳在此处的同义词就是睡眠不足。一旦宝宝们过度疲劳了,世界上所有糟糕的事情都会一股脑来到你们身边,你会拥有两个烦躁、愤怒、哭闹、歇斯底里的宝宝。这种情况往往会在傍晚到晚上的时间段里集中爆发,因为那是一天的末尾,宝宝们因为睡眠不足而筋疲力尽、毫无能量。所以,我把每天傍晚到晚上的这段时间称作"尖峰时刻"。宝宝们会把所有愤怒、疲劳和负面情绪都在这个"尖峰时刻"里表现出来。

我相信没有父母愿意经历这个恐怖的时刻,而避免它发生的唯一办法就是确保宝宝们的夜间睡眠和日间小睡都充分、规律、健康。一个妈妈告诉我,"大概是3个半到4个月的时候,我们开始感到迷惑不解,因为我们的双胞胎宝宝们总是在晚上7点到9点中的某一个时刻疯狂尖叫,我们试遍了所有方法也无法让他们停止……后来我们

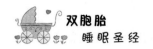
了解到，处于那个年龄阶段的宝宝每天晚上应该6点半就上床睡觉，是我们让他们太过疲劳了。于是我们赶快做了调整。不夸张地讲，这个调整挽救了我们的生活！"

如果你的双胞胎宝宝们白天待在托儿所，而你的工作很忙通常很晚才能去接他们的时候，你可能刚刚错过他们的"尖峰时刻"，所以请和托儿所老师询问了解你的宝宝们的情况，否则你就这么把他们带回家，他们见到你和回到家的兴奋与之前的疲劳叠加在一起，会给你带来一个噩梦般的夜晚，他们自己的睡眠质量也无法保证。

"单身"家长

所有父母都希望尽可能多地陪伴在自己的双胞胎宝宝身边，但现实是，父母中的一人或者两人都需要在不同的时间重返工作岗位。在我的调查中，许多家长都提出，在所有困难中，有一个困难最难克服，那就是成为"单身"家长。

"单身"家长指的是当夫妻中的一人因为工作原因回家很晚、无法共同承担睡眠训练任务时，夫妻中的另一人就必须"既当爸又当妈"、"一个人解决两个娃"，客观上成为"单身"家长。

让"单身"家长进行睡眠训练的确是一件很有挑战性的事情，最明显的困难就是两只手很难同时抱起两个孩子。但如果情况就是如此，你也必须面对。有两个重要因素可以保证你成功：第一是你们之前已经给宝宝们建立起了一定的睡眠和作息规律，第二是你要学会灵活应对。比如，你可能需要提前开始进行你的睡前安抚程序并将这套程序缩短；你可能还需要等到早上再去给你的宝宝们洗澡，就当顺便叫他们起床了；当然，最简单的办法也不是没有，如果条件允许，聘请一个钟点工保姆来帮帮你就能解决一切问题！

"我对独自照顾双胞胎睡觉这件事情感到恐惧和紧张，特别是当我的丈夫由于工作太晚不能按时回家时。而当这样的情况出现几次后，我就决定必须自己做出改变。我新的时间安排是这样的——我让两个孩子自己从楼梯趴到房间，然后把他们放进婴儿床，接着再给他们读两个故事。这对我和孩子来说都是一个艰难的过渡。当我开始这样做的前几天，每当我离开房间的时候他们就会尖叫、哭闹。我会等 5 分钟，如果 5 分钟后他们依然在哭喊，我就会回到房间，拍拍他们的背，然后说"晚安"。接下来我会等 10 分钟，如果他们继续哭闹，我会再进入房间重复上面的动作，然后离开。再下一次我会等 15 分钟，就这样重复一直到他们睡着。第一天晚上他们断断续续哭了大约 1 个小时，但是仅仅几天之后，他们只哭 15 分钟就睡着了。两个星期过后，他们会安静睡觉，再也不哭了。当两个孩子意识到每天玩上睡觉的程序，他们会主动盖上毛毯然后跟我说'晚安。'"

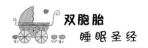
预产期过后的 6～9 个月

当双胞胎成长到 6～9 个月的时候，他们的生物钟系统已经发展成熟。这时父母需要思考的问题就变成了到底该让孩子按照自身的生物钟去作息，还是应该我们选择他们的作息时间。要提醒你的是，不要期望太高，有时双胞胎的生物钟并不同步。另一个你需要思考的问题听起来比较容易找到答案，就是你要问问自己孩子们的睡眠需求有没有得到满足？研究表明 6～9 个月大的孩子一天需要的平均睡眠时间是 14～14.5 个小时，不过有些孩子可能每天睡得时间更久。最有效的办法是观察孩子们每天下午 4～5 点的情绪和行为。如果他们的情绪很好，那说明他们的睡眠需求得到了满足；如果他们表现得很烦躁，那说明他们缺乏足够的睡眠。

> 6～9 个月的孩子每天一共需要 14～14.5 个小时的睡眠时间。很多家长发现，大约 3～3.5 个小时的睡眠发生在白天。也就是说，大部分 6～9 个月的孩子至少需要两个日间小睡，每次小睡的时间大概是一两个小时。

孩子们成长到 6 个月后，他们每天的日间小睡时间应该变长。和以前一样，家长应该更注意孩子们每次开始小睡的时间而不是每次他们睡多久。一般情况下，宝宝们会有一次晨间小睡和第二次小睡，每次睡眠的时间大约是 1～2 个小时。在午睡时间达到正常之前，宝宝们可能会在晨间时睡更长的时间。

在这个年龄段，日间小睡可能会不稳定。不合理的睡觉时间带来的危害会像滚雪球一样越来越大。经常推迟晨间小睡的时间，会导致孩子整个作息规律的紊乱。错过晨间小睡的宝宝们白天可能不会再睡，或者因为白天太过疲劳晚上睡了很长时间，到了第二天日间又不睡觉，还影响其他兄弟姐妹的正常睡眠。好消息是通过一些日子的努力，使用一些方法可以使你的双胞胎紊乱的睡眠习惯回到正常模式。好的睡眠习惯也会像滚雪球一样被越来越巩固。

比如，如果你的孩子们晨间小睡的时间提前到了7：30～8：00，那么第二次日间小睡的时间也会提前，可能发生在中午之前。这样一来，你的孩子可能下午还会睡一觉，但这样就会影响他们晚上早睡的顺利进行。当孩子们在前一天晚上可以早早睡下，那么即使第二天他们早早醒来也不会感到无聊，而他们晨间小睡的时间会推迟到早上9点左右。这样他们日间的第二次小睡也会随之推迟到中午12点或者下午一点左右。在这种情况下孩子们就不再需要第三次日间小睡。这样的规律有点像鸡生蛋、蛋孵鸡的情况。总之从我调查的结果和掌握的经验来看，晚上让孩子们早点睡觉是获得高质量睡眠的不二法门。

"曾经对我和丈夫最大的困难就是孩子们的日间小睡。我的两个孩子很容易安抚并睡着，但是她们每次只能睡半个小时。在吃饭的时候，她们因为睡眠不

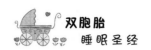

足过度疲劳变得十分烦躁，每次吃饭都像打仗一样。
最近，当我们将她们晚上睡觉的时间提前后，她们晨
间小睡的时间也随之变长且越发稳定了。"

在孩子6～9个月的时候，很多家长对孩子们晨间小睡
的时间要求比较严格，对日间第二次小睡的时间会相对宽松
一些。一般家长会安排双胞胎一起晨间小睡，但日间的第二
次睡觉的时间会有所不同。当双胞胎中的一个先睡醒的时
候，家长会把他抱走，这样剩下的那个宝宝可能继续睡20～
40分钟。如果剩下的那个宝宝过了40分钟还没有醒的话，
大部分家长表示他们会叫醒他，以保证两个宝宝可以达到几
乎同步的作息规律。尤其是异卵双胞胎，他们对睡眠会有不
同的需求。让其中一个嗜睡的宝宝多睡一会既可以满足他的
睡眠需求，又保证了他的睡眠质量。与此同时，这样的时间
差也为另一个瞌睡较少的孩子提供了珍贵的与父母独处的时
间。对于父母来说，在这段时间只用照顾一个孩子也会觉得
相对轻松一些。

孩子成长到6～9个月这段时期经常会出现一些睡眠问
题，因为从这时开始孩子们的自我意识开始觉醒。这表示他
们开始有自己的想法、意愿，并且固执地做他们想做的事
情。比如当孩子想玩玩具卡车，而你想给他换尿布时，你很
难让他乖乖地配合你。如果孩子们想要和你多玩一会而不愿
意睡觉的时候，他们会努力让自己晚点睡着以享受你的陪

伴。尽管他们的自主能动意识逐渐增强，但是家长的做法可以左右他们对睡觉的选择。家长的行为态度决定孩子的行为态度。如果在孩子准备睡前，家长用平静、安抚性的缓慢节奏跟他们做一些游戏，会让他们安安静静地睡去。如果在孩子准备睡觉前家长陪他们玩大喊大叫的游戏使他们过于兴奋，孩子怎么可能愿意马上去睡觉？所以请家长们好好想想，当你的孩子不愿意按时睡觉的时候，是否是因为你的行为导致的呢？

预产期过后的 9～12 个月

当你的双胞胎就要满一岁的时候，他们每天平均需要睡14～14.5 个小时，而晚上这一觉平均要达到 11～11.5 个小时。如果你的孩子们接受了睡眠训练，那么他们应该一觉睡到天亮。当然一觉睡到天亮并不是说他们每天都会这样安静地睡个整觉，有时他们可能会半夜醒来，哭闹一会。在这种情况下，父母不用去理会，孩子们不久就会继续睡去。

双胞胎们在白天的时候依然会小睡两次，一次是在早上，另一次是在中午。两次睡觉的时间加起来大约 2.5～3个小时。到了这个年龄段，如果孩子们在下午的时候又睡了一觉，就一定会影响他们晚上睡觉的时间。当孩子还小的时候，说到日间的第三次小睡，是因为他们晚上上床睡觉的时间有点迟。但是当他们快要到一岁的时候，家长们就应该坚决避免孩子们日间的第三次小睡，并且坚持让孩子每天晚上早点睡觉。对于 9～12 个月的宝宝，比较理想的睡觉时间段

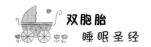
是从 5：30～7：30。只要孩子可以提前一点睡觉，哪怕只是提前 10～20 分钟，你就会发现他们跟之前会有很大变化。如果做不到这一点就会无法保证孩子们所需要的睡眠时间，而且孩子们在下午 4～5 点表现得非常烦躁，接着就会出现孩子们在应该睡觉的时间哭闹，晚上容易醒来，或者早晨起得非常早等一系列问题。

一小部分（20％左右）9～12 个月的孩子可能从白天睡两次变成白天只睡一次。如果孩子们是在晚上最佳时间段睡觉，那么他们的晨间小睡会逐渐消失，取而代之的是一次帮助他们补充精力、恢复精神的午睡。如果孩子们睡觉的时间比较晚，那么他们从日间小睡两次到只需睡一次的过渡会比较困难，因为他们晚上睡觉的时间太短了，因此他们需要早晨再补一觉。但是如果他们一整天只在上午的时候睡一觉，那么可想而知下午的时候他们会多么痛苦。如果你的双胞胎们都只在早上睡了一觉，那么你一定要让他们在晚上早点上床睡觉，这样第二天他们会在中午睡觉，而且时间会比较久。在某种程度上，家长是可以控制未满一岁的孩子在白天有两次小睡。

特 殊 情 况

本书提到的所有关于睡觉时间安排和宝宝们每天需要满足的日间睡眠时间都是需要认真对待的。但是总有一些特殊的情况会发生，怎么办？比如你们需要带着孩子参加重要的家庭聚会。在这种情况下带着孩子去吧，即使让他们晚点睡也没有关系。如果你按照我说的方法在平时让孩子按时睡觉，那么即使有一天睡眠时间与往常不同也不会对他们影响太多。但是这样的特殊情况每个月出现1～2次就够了。如果某一天孩子的作息时间被打乱，并表现出极度疲劳的状态，看护者想要孩子们回到从前规律的睡眠状态只需要让他们在接下来的时间早早睡觉！一个晚上就可以让他们回到从前良好的睡眠习惯。想知道更多如何处理特殊情况的具体方法和建议，请阅读本书的第三部分：排忧解难。

1～2 岁的孩子

除非你的双胞胎孩子很早就提前出生，否则等孩子长到1～2岁，早产对他们身体带来的影响应该全部消失，他们应该和正常出生的孩子没什么不同。所以你应该以他们出生的时间作为标准来计算他们的年龄，而不是按照预产期的时间来计算年龄。

1～2岁的孩子在一天24小时内需要有14个小时左右的睡眠。大部分家长表示他们的双胞胎在1岁的时候每天晚上大概睡11.5个小时，白天大约睡2.5个小时。当孩子长到2岁的时候，他们的睡眠时间，尤其是白天小憩的时间会变短。以前在白天的时候他们会睡两觉（早晨和上午10点左右），慢慢变成只睡一次午觉。

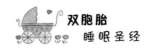

　　我的调查研究显示，在孩子满 1 周岁之前，大约 80% 的孩子在白天会睡两次。到了 15 个月的时候，大约 40% 的孩子依然会每天睡两次。到了 21 个月的时候，只有大约 10% 的孩子会依然保持白天睡两次的习惯。

　　也就是在这个阶段，异卵双胞胎的生物睡眠差异会表现得非常明显。事实上，从白天睡两觉过渡到只睡一觉对异卵双胞胎尤其困难，因为他们进行和完成过渡的时间并不一致。而且大部分双胞胎的父母希望他们的孩子和从前一样保持相同的作息规律，因为在实际操作中很难让双胞胎中的一个孩子一天睡两觉而另一个一天只睡一觉。这些因素无疑增大了这件事情的难度。

　　当双胞胎长到 1 岁左右（12 个月到 15 个月），你可以开始帮助他们逐渐过渡到一天只睡一次。在这个过程中，你可以继续让他们每天睡两次（即使你强烈怀疑或者知道双胞胎的其中之一在第二觉的时候并不好好睡或者只能睡一小会）。除了以上提到的方法外，还有一个小窍门就是把它们晚上睡觉的时间提前一点。这样做可以补充一些白天缺失的睡眠，保证第二天醒来时候的充沛精力，同时也会自然而然缩短早上的小睡时间。另一种方法就是一点点推迟早上睡觉的时间，最终把两次的小睡时间重合在一起，使孩子一天只睡一次午觉。

　　如果你的一个宝宝比较嗜睡，一天仍需要睡两觉，而另一个不需要那么多睡眠，一天睡一次午觉已经足够，而你希望他们俩能保持同步的作息时间，也就是说一天只睡一次午觉，那么这个过渡的过程差不多要持续一个月的时间。

如果你的双胞胎接近两岁（15～21个月），那么你可能需要采取一些强制性手段使他们一天只睡一次午觉，即使两个孩子中的一个在早晨的时候仍然迷迷糊糊。如果有很多人来帮助你照顾双胞胎，那么两个孩子可以有完全不同的作息时间。但是当你找不到帮手，需要一个人照顾两个孩子的时候，即使一个孩子一天睡两次更能满足他的睡眠需求，大部分家庭还是会选择让两个孩子一天只睡一次午觉。如果是同卵双胞胎，睡眠过渡这件事对父母来说易如反掌，因为基因决定人的生物钟，同卵双胞胎的基因相同，那么他们的生物钟也保持相同或者形似。

在开始帮助双胞胎过渡的前几天，你可以通过他们在下午4～5点的表现来判断他们是否得到了充足的睡眠。4～5点被我称为是"魔法时间"。如果两个人在4～5点表现得精力充沛，那说明他们得到了充足的睡眠；如果他们表现得很烦躁，那说明他们缺乏睡眠。

"我下班回到家一般是在下午6～7点。从宝宝们出生后，我就尽量早点回家，在他们睡觉前可以多陪他们一会儿。现在我的孩子们每天晚上6点就上床睡觉了，而在他们睡觉前我很难回到家，所以我失去了一些和他们相处的时间，这让我有时觉得很沮丧。但是我明白这种情况是暂时的，而且从长远来看这对

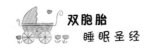
我们都从中受益。虽然我失去了晚上陪伴他们的时间，但是早上的时候我会见到两个精力充沛、活力四射的小家伙，而且我可以享受喂他们吃早餐的乐趣。"

2～3 岁的孩子

2～3 岁的孩子每天依然需要睡一次午觉，每次 1～2 个小时。如果孩子们每天下午 4～5 点的时候表现出愉悦、充满活力的状态，那说明他们的夜间睡眠十分理想。这个年龄段的孩子每天大概需要 12.5～13.5 个小时的睡眠时间。

亲爱的读者，你需要额外注意的是，这个年龄段的孩子已经可以独自从婴儿床里面爬出来。如果你的一个孩子不想睡觉，他很可能会尝试爬出床外，而对父母来说一遍又一遍把爬出床的孩子放回婴儿床真是懊恼，还要面对孩子为了反抗而持久的哭闹。如果两个孩子睡在同一个房间，而且两个小家伙都想爬出床外且拒绝休息，我想这两个小家伙的父母面对此情此景，应该是头痛欲裂。

帐篷式婴儿床可以避免孩子自己爬进爬出。不过有些家长十分讨厌帐篷式的床，他们觉得这样的床很像动物园的笼子，而孩子就像是被关进笼子的动物。不过，当你使用几天帐篷式的婴儿床后就一定会改变对它的看法。有些家长还惊奇地发现孩子们十分喜欢待在这样的床里，甚至当他们被放进床里的时候还会主动帮忙拉起拉链。当然，如果这个阶段两个孩子能分睡不同的房间，这样再好不过。

除此之外，这个年龄段的孩子还会出现的另外一个问题，即当他们生病的时候，会出现睡眠习惯倒退的现象。两岁的孩子，无论从身体、语言还是社交能力都较之前有了很大的提升。他们开始相对频繁地和其他小孩接触，除了分享玩具、一起玩耍之外，他们还一起分享了细菌和病毒，因此他们生病、感冒的几率大大增加。当孩子生病的时候照料者一定会悉心照顾，给他们比平时更多的关怀，这时孩子们不用那么早睡觉，父母甚至会陪孩子一起入睡。可当孩子的身体日渐恢复时，虽然他们的症状减轻了很多，可依然会希望得到同样的加倍呵护。

因此，我常常告诫家长们，当你的孩子们度过感冒急性期后，就立刻帮助他们回到原来的睡眠模式，虽然孩子可能还有些咳嗽或流鼻涕，但这些并不影响他们像从前一样睡觉。通常，当孩子们发现要回归从前的睡觉模式时会用哭闹反抗，希望可以"骗取"父母的妥协，但当他们发现这并不起任何作用之时就会像以前一样安静的睡去。如果看护者对孩子的特殊照顾持续了一周或两周，这不仅会让孩子更加疲劳，而且看护者需要重新花费心力才可能让孩子们回归从前良好的睡眠习惯。

3～4 岁的孩子

在 3～4 岁的孩子中，大约 50％ 的孩子白天不再睡觉，他们会在晚上睡足 12 个小时来满足他们的睡眠需求。在我

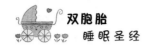
的研究中，当他们长到 4 岁的时候，有一半的孩子仍然有睡午觉的习惯，虽然这些孩子们并不是每天都睡午觉（大概每周会有 5 天午觉时间）。如果你的双胞胎们到了这个年龄还有午睡的习惯，但是很多活动此时可能会和他们午睡时间相冲突，所以如果他们因为日间活动而失去午睡时间完全可以理解。

不良的睡眠习惯会不知不觉地养成，尤其是在夏天。如果你的孩子需要很长的睡觉前准备时间（他们要听很多的睡前故事，睡前需要先洗澡，需要把窗帘拉好等），或者当你把他们从婴儿床换到普通的床上时，他们总是跑来跑去，这时你可能需要制订一些睡眠规则来激励你的孩子们，使他们在需要睡觉的时候能乖乖地躺在床上。每个家庭的睡眠规则都会不同，但是规则核心是孩子们可以理解规则并且记住。当孩子们开始有时间观念的时候，一些家庭规定孩子们必须躺在床上，闭上眼睛。也有一些家庭规定孩子在睡觉时间不能离开自己的房间，或者等到听到事先约定好的闹钟响起才可以离开房间等。

看护者还可以为孩子们制作一个醒目的"睡眠守则海报"，比如"宝宝和贝贝的睡觉守则"。将海报挂在孩子们卧室的墙上，这样既可以随时提醒孩子们遵守约定好的睡眠规定，同时也可以提醒看护者贯彻执行这些规定。相信我，亲爱的读者，这样一张海报所产生的作用会超出你的想象。在孩子们午睡和晚间入睡前重复你们制订的睡觉守则，明确指出如果他们遵守规则将会得到何种奖励，如果违反规则会有怎样的后果。比如，如果遵守约定，好好睡觉就会得到美味的酸奶。你可以准备好伴有水果和坚果的美味酸奶，当孩子们按照规定完成午觉后，就可以得到一份美味的酸奶。荣誉星星表对鼓励孩子们遵守睡眠规则也十分有效，比如当孩子们得到一定数量的星星后就可以得到一份神奇的礼物，得到玩具或者邀请朋友来家里玩等。这样一来，孩子们就会明白遵守规则、养成良好的睡眠习惯就会获得奖励。所以，亲爱的家长们，找到孩子们最喜欢的激励方式然后开始实践吧！

如果孩子们违反了睡眠守则，他们就应该受到相应的惩罚。但我觉得这种惩罚不应该限制孩子们听音乐、画画、做手工、读书或者玩耍的时间，也许把他们最喜欢的某件玩具暂时没收可以成为一个行之有效的惩罚措施。

PART 3 | 第三部分

排 忧 解 难

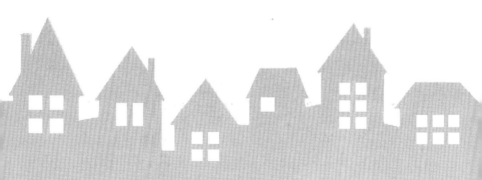

第六章 | CHAPTER6
轻松搞定母乳喂养

　　这一章是由南希·尼尔森完成的。南希·尼尔森不仅是一名优秀的护士，她还是一名哺乳专家。她已经和我一起工作了 12 年。如果你能听取南希在母乳喂养方面的建议，我相信你一定可以为两个宝宝提供足够的母乳，同时也会避免哺乳双胞胎可能带来的焦虑和沮丧。

　　当你想到要同时母乳喂养两个孩子时，一定充满了疑虑和担心。你可能会担心自己的奶水是否可以满足两个孩子的需要？同时母乳喂养两个孩子我自己的身体能否吃得消？但是通过我的调查和多年的儿科临床经验证明，母乳喂养双胞胎不仅可行，而且还会是一个美妙、愉快的过程。不过毫无疑问的是，同时母乳喂养双胞胎肯定会遇到很多困难和挑战。这些困难和挑战有些是显而易见的，比如母乳喂养两个孩子（不论是他们同时需要吃奶还是轮流吃奶）需要更多的时间和精力。照顾一个孩子已经让很多母亲焦头烂额，同时照顾两个孩子听起来就让人望而却步。但这只是冰山一角，还有许多你无法预知的困难。

首先，双胞胎早产的几率很大，所以他们的吮吸能力较足月出生的婴儿更弱且很容易吐奶，因此母亲单次哺乳时间也相对较长，喂奶的次数也相对频繁。其次，双胞胎大多需要剖腹产，而剖腹产会推迟母亲乳汁的分泌，这也让哺乳的过程在一开始就变得复杂和艰难。最后，产后身体的疲乏和劳累以及按时按点喂婴儿喝奶可能会让妈妈的心里产生烦躁和不安，而心烦气躁和睡眠不足又会让母亲的产奶量变少，形成恶性循环。

不管你是一名正在怀着双胞胎的妈妈，还是你的两个可爱的孩子已经呱呱坠地，请你千万不要被我前面所列举的困难吓倒。我只是希望你提前做好心理准备，了解同时母乳喂养双胞胎的难度，这样我们才可以有的放矢，更好地帮助你克服难关。希望这章提供的信息、建议和方法可以缓解你紧张的情绪，让你放松心情地去享受全新的家庭生活。

在新生儿出生的前几个月里，照顾他们是一件可以忙到不可想象的事情。尤其是同时母乳喂养两个孩子，更会让妈妈感到筋疲力尽、焦头烂额、力不从心。如果你的双胞胎宝贝提前跟你见面，会让你更加殚精竭虑。你可能整天都在计算着他们吃了多少奶，上一顿吃奶的时间，还有多久需要再吃，默默提醒自己一定不要让孩子在吃奶的时候睡着，因为这样很有可能导致吐奶，每天都祈祷宝宝的体重可以增加，诸如此类的事情。如果宝宝可以喝下45～60毫升的母乳并且没有发生吐奶，妈妈就会像中了彩票一样开心。

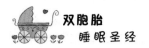
很多人都会把宝宝吃得饱和睡得好联系在一起，双胞胎的妈妈更是如此，她们认为美美地饱餐一顿会让宝宝在晚上睡得更久。这听上去很有道理，其实不然。如果我的宝宝在晚上睡觉前因为太累只喝了一点奶，我深信他会在半夜被饿醒。可事实却与我所认为的大相径庭。很多时候他们非但没有提前醒来，反而比平时睡得更久！最后我不得不站在成人的立场上来想这个问题。当我因为很累没有吃什么东西就去睡觉的时候，我绝不会在半夜一点醒来后补上没吃的晚餐。在那个时间段，我的身体首先需要休息，而不是吃饭。

双胞胎早产儿

早产儿让母乳喂养更加具有挑战性。而双胞胎或多胞胎孩子早产的几率很大，实际上，在我的调查中大部分双胞胎或多胞胎会比预产期提前至少3周出生。

如果双胞胎是提前4～6周出生（怀孕34周到26周），那么母乳喂养的难度会稍微小一点。但如果孩子是提前7周甚至更早出生（怀孕34周或未满34周），那么母乳喂养的难度就会相应增加很多。而且，人们通常会把注意力放在宝宝身上，忽略了早产对母亲的身体也有极大的影响。我的调查问卷发现，早产儿的母亲更加保护她的孩子们，会尽量避免出门，因为这样可以降低抵抗力低下的孩子受到外界细菌和病毒感染的几率。这样做在一定程度上的确保护了孩子，但长时间待在家中不和外界接触，对孩子和大人都没有好处。

"由于我的双胞胎孩子提前 7 周出生，为了保证他们健康顺利成长，在刚开始的几个月我必须按时按点喂奶。尽管他们身体的各项指数都正常，但他们出现问题的几率很大，为了避免任何意外发生，我们几乎足不出户，寸步不离，与世隔绝地照顾两个孩子，导致睡眠严重不足，筋疲力尽。"

即使双胞胎宝宝能够足月出生，出现并发症的几率也仍然存在，有时甚至需要待在特殊监护室里，这会让母乳喂养变得更加艰难。但如果母乳喂养双胞胎不是一件耗费精力的事情，那么睡眠训练本身的重要性可能也就所剩无几了。

"当我的双胞胎宝贝降临时，我决定要纯母乳喂养他们。在他们出生后的九天都待在监护室，因此我必须保证每 3 小时去喂一次他们。3 天后我出院回家，但是我的宝宝们还待在医院，在此后的 6 天，我和我的丈夫还有家人需要每 3 小时开车去一次医院。从我家到医院开车需要 20 分钟，到医院后，每个宝宝我要喂 20 分钟的奶，然后再花 20 分钟用吸奶器吸奶，这样可以使我分泌更多的乳汁。我的丈夫在我吸奶的时候再喂一些奶粉给宝宝（妈妈们肯定知道下奶需要一个过程，少则 3 天多则 10 天半个月，因此

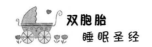
在孩子刚出生的几天，妈妈在喂完奶后再给孩子补充一点奶粉是十分必要和必需的）。接着我需要花大约10分钟的时间清洗吸奶器、奶瓶并存放好吸出来的奶。假设我们不需要跟医院的护士或医生进行任何交流，做完这些事情直接开车回家还需要15分钟。回到家后，我们需要20分钟左右的时间吃饭、喝水、洗澡，这时我们还有85分钟的时间休息，然后再把以上所有的这些事情再重复做一遍。如果每天只是这些事情倒也没什么，但除了照顾宝宝我们还有一大堆的事情要做。比如向母乳咨询师咨询和学习相关母乳知识，请矫正师来帮助宝宝矫正她的脚，列购物清单，跟我的丈夫讨论如何更好地喂养和照顾宝宝，让她们吃饱睡好身体健康。那个时候我和我的丈夫几乎处于崩溃边缘。"

"孩子早产带来的恐惧和焦虑让我根本没有心思去考虑睡眠训练。"

过早出生的孩子，她们自身的吮吸和吞咽能力可能还没有完全发育好，这时就需要用新生儿滴管喂他们喝奶（喂母乳或配方奶粉），同时医院也会提供吸奶器帮助产妇更快地产出母乳。

当早产双胞胎宝宝长到足月的时候，他们的吮吸、吞咽和呼吸能力会增强，其中一个或两个宝宝届时应该可以拥有直接吮吸母亲乳头的能力。这时医院的工作人员会更加严密地观察双胞胎宝宝营养的摄入量，还可能会建议或者要求妈妈母乳喂完后再给宝宝额外添加一些配方奶。对新生儿进行母乳喂养，一般来说先是妈妈喂 10 分钟奶，然后妈妈再用吸奶器吸 10 分钟奶，最后再把妈妈吸出来的奶用奶瓶喂给宝宝们。对于早产的双胞胎宝宝，随着他们吮吸母乳的能力逐渐提高，渐渐地他们就不再需要用奶瓶来补充营养了。

在母乳喂养时，如果妈妈用和奶嘴材料相似的乳头保护罩喂养早产的双胞胎宝宝，可能会让一些宝宝喝到更多的奶。因为乳头保护罩让宝宝吮吸起来更加方便，喝起来奶来也更加轻松。同时乳头保护罩也可以起到帮助宝宝提前适应用奶瓶喝奶的作用。通过使用乳头保护罩让宝宝逐渐适应吮吸喝奶仅仅是第一步，而下一步就是去掉保护罩让宝宝直接吮吸乳房。一般来说，妈妈可以先用乳头保护罩喂奶 5 分钟，然后去掉保护罩让宝宝直接吮吸。通常宝宝并不会察觉有任何变化而趴在妈妈身上继续喝奶。当然也有例外，有些宝宝不愿意直接吮吸乳头，那就继续用乳头保护罩，过一段时间再来试试，看孩子能否接受母乳直接喂养。

在训练宝宝吮吸母乳的阶段，母亲仍然需要在每次喂完奶后用吸奶器吸出剩余的奶，这样可以刺激和帮助母亲分泌更多的乳汁。新生儿每次需要花费 10～20 分钟喝奶，如果你可以在孩子每吮吸一到两次后听到他发出吞咽的声音，这就表明他已经有能力自己喂饱肚子，同时也证明你的奶水很充足。在这种情况下，宝宝自己喝完奶后就不需要用奶瓶再给他补充更多的母乳，这也意味着妈妈不需要在每次喂完奶

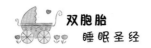
后再用吸奶器吸出更多的奶。另一个判断宝宝是否吃饱喝足的方法是观察他们的排泄状况，要看宝宝是否每天有 6～8 片尿湿的纸尿布和 4 片左右有宝宝排泄物的尿布。

很多妈妈在我的调查问卷中指出，当宝宝离开医院回到家中时，他们未发育完全的吮吸能力是母乳喂养最大的困难之一。我想再次告诉大家，吸奶器十分有用，因为使用吸奶器可以保持你的奶量，而且当你看到你的宝宝在喝母乳时，你的内心也会感到满足。母乳对宝宝来说是最有营养的，是任何配方奶或其他东西无法相比的。宝宝的吮吸能力会慢慢增强，在这个过程中妈妈最需要的就是要有耐心，要耐心地等待他们成长。当然，常规的婴儿检查也是必不可少的，每当听到宝宝们的体重有所增加时，作为妈妈你都一定会感到无比的开心和满足。

我想对那些早产双胞胎的妈妈们说："尽量母乳喂养，坚持越久收效越好，但同时也不要忘记如何享受你自己的生活……母乳喂养双胞胎可能是你做过的最难的一件事情，所以如果你万一没有做到也请你不要责怪自己，你仍然是个好妈妈。"

当你的两个双胞胎宝宝一个食量很好，另一个胃口很差时该怎么办呢？这个时候你需要用吸奶器把宝宝没有喝完的奶吸出来。与此同时需要有另一个人帮你再给那个吃得少的宝宝喂一些用吸奶器吸出来的奶或者一些配方奶。

如果你的两个宝贝中的一个直接喝母乳就可以，而另一个在喝母乳之余还需要再用奶瓶补充一些营养,那么你就要做一个记录表,记录下两个宝宝分别是用什么方法喂养的,那个需要用奶瓶补充营养的宝宝每次需要再补充多少毫升的奶。尽管做这样的记录看起来很麻烦并且无聊,但是掌握宝宝每顿用奶瓶可以喝多少奶,并且知道自己每次喂完两个孩子后还可以产出多少奶,将会让你更加坚定母乳喂养的信心和决定。

不论你母乳喂养双胞胎多么顺利,如果孩子的爸爸或者其他帮忙照顾孩子的人可以在晚上用奶瓶喂孩子吃一顿奶,都会比让妈妈亲自在晚上进行母乳喂养要收到更好的效果。如果承担着哺乳任务的妈妈在晚上可以拥有连续 4～6 个小时的睡眠,这就意味着她得到了更好地休息,同时也意味着她第二天可以更好地母乳喂养两个宝宝。如果你的家庭想要试一试这个方法,妈妈在睡觉前要用吸奶器先把奶吸出来,并且吸得越干净越好,因为这样可以刺激妈妈分泌更多的母乳。对一些妈妈来说,每天用奶瓶喂一次双胞胎宝宝,或者喂一次配方奶可能比每次都亲自母乳的效果更好一些。

从我收集到的各种反馈信息中可以看出,每天休息一次会让哺乳的妈妈的身体和心理得到放松,从而使他们能够把母乳喂养坚持下去。而每次都亲自喂养的妈妈经常会由于长期的身心疲惫而过早放弃母乳喂养。但是请你记住,不管你选择了什么样的方式来喂养你的孩子,都不要感到自责或内疚。不论是纯母乳、配方奶或者是两者搭配的喂养方式,只要你两个宝宝的体重一直呈现出增长的状态,你就应该肯定自己。选择你认为对的并且适合你的方法去做才是最重要的。

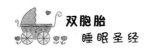

辅助生殖技术可能带来的副作用

一些调查信息显示，那些高龄初产妇和曾经患有不孕不育症的妇女母乳产量会比较少。母乳分泌太少会对新生儿喂养造成极大不便。可以想象，当一个母亲生了双胞胎或者是多胞胎之后，发现她分泌的母乳很少，这无论对于孩子还是对母亲来说都将是一个更大的困难。我们很清楚一些激素在母亲的乳腺发育和孩子在母亲腹中的成长过程中所具有的重要作用，这些激素包括催乳激素、雌性激素、孕酮、甲状腺素、胰岛素和肾上腺皮质激素。这些激素过多或者过少都会影响母乳的分泌和产量。另外一个会对母乳分泌及产量造成影响的因素，与导致母亲之前患有不孕不育症的原因相似。不孕不育症的症状相似，但病因却各有不同。如果可以准确找到不孕不育症的病因，对于被治愈的不孕不育症患者生育后产奶量不足这一问题也会有所帮助，因为医生需要根据不同情况对症下药。

南希·尼尔森护士的成功经验

我帮助过无数双胞胎妈妈们成功地母乳喂养了他们的宝宝。有的妈妈下奶和母乳喂养的过程相对很容易，有的妈妈则经历了一段时间的煎熬才最终得以用纯母乳喂养了自己可爱的双胞胎甚至多胞胎宝宝。影响母乳分泌和产量的因素多种多样，并不能用简单的供求关系来解释和解决。

我护理过一个通过接受辅助生育治疗并最终怀孕的母

亲，她成功地用母乳喂养了早产 4 周的双胞胎宝宝。她还有一个两岁的儿子也是她用纯母乳喂养到了 9 个月。根据我多年的护理经验，母亲一旦成功母乳喂养过一个孩子，当她第二次、第三次分娩后很快就会下奶而且产量也会比较多。因为这个妈妈已经有了母乳喂养宝宝的经验，所以当她第二次分娩生下双胞胎宝宝时，一切都会在她的掌握之中。她懂得宝宝喝饱后会发出什么样的信号。她明白如果宝宝在 24 小时之内有 6～8 块被尿湿的尿布和 4～6 块有大便的尿布，那就说明宝宝得到了足够的母乳和营养。她了解每天宝宝需要喝 8～12 次奶并且要让宝宝有一个好的心情。因为这些充足的知识和心理准备让她可以更加有条不紊地进行母乳喂养并且有更好地"放乳"反应（又称射乳反射）。

健康的射乳反射会让宝宝在喝奶时一次吸到更多的奶，同时也会使宝宝的吮吸能力越来越强。具体到我说的这个拥有成功经验的产妇身上，她还拥有一些其他得天独厚的条件，比如她的丈夫和姨妈在她产后两个月一直帮她一起照顾孩子，而且她还付清了之前的贷款，在没有过多的经济负担的情况下，她请到了一个婴儿护理师在晚间来家里帮助她喂养宝宝，这让她在晚上也能更好地休息。这位母亲告诉我，这是她购买的性价比最高的"商品"。

如果你的双胞胎宝宝里的每一个都能在 24 个小时里"制造" 6～8 块被尿湿的尿布和 4～6 块有大便的尿布，那就说明他们基本上吃饱喝足了。

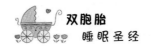
　　上面的例子并不是说每位妈妈都应该和她一样先拥有母乳喂养的经验和诀窍，然后当你再生双胞胎的时候才能对他们进行很好的母乳喂养。每个人的情况都是不一样的。我也帮助过很多第一次当妈妈就拥有双胞胎的初产妇，有时母亲在孩子出生 5 天后才开始下奶，在这期间母亲要做的就是坚持使用吸奶器吸奶并且保持耐心，这样才能尽快让新生宝宝有足够的奶吃。当然，你也不用专门去雇人来帮你，如果你和你的家人，尤其是你的丈夫已经做好了充分的准备就可以使母乳喂养达到事倍功半的效果。

　　我还记得另外一位通过接受辅助生育技术在 39 岁成功生育双胞胎的母亲。那是她第一次当母亲，她的两个孩子比预产期提前了 3 周来到这个世界。为了掌握她的孩子们每次喝多少毫升奶，从孩子出生后她就用强力吸奶器把乳汁吸到奶瓶中，然后再喂给两个孩子。通过这个方法，这位母亲用纯母乳喂养了两个孩子。

　　当这位母亲带着满两个月的双胞胎来为他们进行身体检查时，她同时向我咨询如何解决她的乳房肿胀问题，因为她的乳房涨奶情况十分严重。当孩子出生后，如果妈妈不能立刻下奶就很容易产生涨奶的状况。如果妈妈没有把乳房里的奶及时喂给孩子或者没有用吸奶器把奶吸出来也会发生涨奶。那位母亲当时没有带吸奶器，所以没有办法把奶吸出来，那么最好的解决方法就是让她的宝宝来帮忙。虽然宝宝们一直是通过奶瓶"进餐"，但是当她把乳头放进宝宝嘴里的时候，宝宝们完全没有任何排斥，很自然地开始吮吸，一直喝了 15 分钟。这既喂饱了孩子，也解决了那位母亲的涨奶问题。

这个例子又一次说明了很多宝宝可以在直接母乳和用奶瓶喝奶之间自由切换。很多妈妈觉得如果最开始使用奶瓶喂宝宝喝奶，那么这个孩子就会习惯吮吸奶嘴而不是妈妈的乳头。但是我曾经见过一个宝宝从出生就用奶瓶"进餐"一直持续了 3 个月，3 个月后他的妈妈想要直接喂他喝奶，只是抱着试一试的心态看看他能不能习惯，没想到他的孩子完全没有任何排斥，很自然地吮吸着妈妈的乳头喝到乳汁。

同时对双胞胎进行母乳喂养

同时母乳喂养双胞胎可以让所有的事情变得更加有效率。当两个小孩可以同时喝奶，他们也就可以同时吃饭、同时睡觉。万事开头难。同时对两个孩子进行母乳喂养要比一次只喂一个孩子难很多。首先他们的吮吸能力发育可能是不一样的，你要同时照顾到两个孩子都喝到奶。其次同时抱着两个孩子喂奶明显要比只抱着一个孩子喂奶难得多，你胳膊不一定那么有劲儿……

很多妈妈选择了循序渐进的方法。刚开始的时候她们依次喂两个宝宝喝奶，然后逐渐过渡到同时喂两个宝宝喝奶。如果你选择分别喂两个宝宝，请不要只是固定让宝宝吃一边的乳房，而是应该左右交替。即使这两个孩子其中一个吮吸能力比较强，另一个吮吸能力比较弱，吸吮乳汁的时候也需两侧来回交替——让宝宝把两边都吃空，这样才能刺激母亲

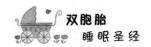
分泌更多的母乳。至于如何交替因人而异，只要母亲觉得习惯就好。我知道一些母亲是以天为单位，比如大宝今天都在右边喝奶，那么明天就换到左边，反之亦然。也有一些妈妈每次喂奶都会交替。比如这次大宝吃了左边的乳房，小宝吃了右边的乳房，那么下次哺乳时就会替换过来。

如果同时母乳喂养两个孩子应该用什么样的姿势呢？大家使用最多的两种如下：一种叫作"橄榄球抱姿"，一种叫作"摇篮抱姿"。具体来说，"橄榄球抱姿"就是两个宝宝的头彼此相对，身体向着外侧，用枕头之类的东西把他们的身体垫高一些，然后分别让他们的嘴接触到母亲的乳头。"摇篮抱姿"就是妈妈手臂的肘关节内侧支撑住宝宝的头，两个宝宝的身体是互相交叉的，然后分别让两个宝宝的嘴接触到母亲的乳头，同时用枕头之类的东西垫在妈妈胳膊底下，让妈妈的胳膊不要承受太多重力。

确保母乳的产奶量和质量

母乳喂养最理想的状态就是宝宝每天都能喝到足够的奶。当母亲分泌的奶量可以满足双胞胎的胃口时，那么整个喝奶的过程对他们来说将会是一个舒适又惬意的享受。当母亲分泌的奶量不能满足两个孩子的胃口，孩子们处在长期营养不足的情况下，就会出现脾气暴躁和睡眠减少的问题。

保证母亲奶量充足最关键的一点是每2～3个小时可以把两个乳房中的奶水清空一次，尤其是在孩子刚刚出生的前2～3周，做到这一点更加重要。如果你的双胞胎宝宝早产

或者吮吸能力还没有发育好，你可以先用吸奶器，每 2～3
个小时把奶吸到奶瓶里接着喂他们，直到他们的吮吸能力发
育完全，可以直接吸吮母乳。如果你想知道宝宝每次喝多少
奶，你需要用强力吸奶器每次吸至少 15 分钟（吸奶器有单
管和双管两种。单管就是一次只吸一侧的乳房，双管就是两
侧同时吸出。显而易见，用双管吸奶器可以节约一半的时
间）。在美国，你可以从医院、药房或者私人诊所租到强力
吸奶器。一旦两个宝宝的吮吸能力发育完全，你就可以用普
通的手动或电动吸奶器吸奶，而不需要再用强力吸奶器。不
过随着两个宝宝迅速生长，你可能会发现他们的食量也不断
增加。为了保证充足的奶量，妈妈们又会再用起强力吸奶器
以增加母乳的分泌量。

很多母亲在使用吸奶器时会发现，事先对乳房进行热
敷或者按摩，会刺激乳房的溢奶反应，让乳汁更快地流
出。另外，学会冥想或者收听一些放松的音乐也可以达到
同样的效果。

保证母亲奶量充足的另一个重要因素是母亲本人的身体
素质。首先哺乳的妈妈自身需要吸收充足的营养和碳水化合
物，这样才有可能产出足够宝宝喝的奶水。南希和我推荐新
妈妈每天吃 6 顿饭。早餐、早餐之后的加餐、午餐、午餐之
后的加餐、晚餐和晚餐之后的加餐，并且每次在喂奶或者吸
奶前喝下一些汤。同时，在宝宝睡觉的时候，或者有其他人
帮忙照顾宝宝的时候，母亲应该抓紧时间躺下来休息一会。
所有这些因素结合在一起可以减轻母亲的心理和身体压力，

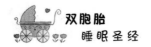

同时保证奶量充足。

有些母亲做了上面提到所有事情，但仍然无法分泌足够的母乳喂饱两个宝宝。有些妈妈甚至尝试通过吃药来增加母乳的产量。我要说明的是，没有所谓的神奇药片可以帮你做到增加母乳产量这件事。你可能听说一些草药比如"母乳茶"或者"葫芦巴"可以帮助哺乳母亲提高产奶量，但是到目前为止并没有足够的研究证明这些草药有这样的功效。还有一些母亲想要提高催乳激素，要求医生给她们开一些"胃复安"。催乳激素是一种由脑垂体分泌的激素，这种激素具有催乳的作用。然而，使用"胃复安"比较容易让刚刚分娩的女性患上产后抑郁症。因此，如果产妇有抑郁症病史或者家族抑郁症病史，那么就一定要三思而后行。当然也有一些妈妈通过吃药让自己的母乳产量增加，但是增加的效果并没有那么理想，每天只多了几十毫升。

母乳喂养本身就是一件很辛苦的事情，何况要同时喂养双胞胎。这需要母亲有极强的意志力和坚定的信念。在怀孕期间或者刚刚分娩时获得专业的哺乳顾问的帮助可以帮你建立坚持母乳喂养的信心和决心。你的妇科医生或孩子的儿科医生应该可以推荐你去当地的国际母乳协会的分会。国际母乳协会是一个国际组织，它的使命是对哺乳的母亲提供有关母乳喂养的支持鼓励信息和知识，让大家更深刻地理解母乳喂养对母亲和孩子的健康都有非常积极和重要的作用。或者在你居住的地方找找其他和你一样生了双胞胎的妈妈们，根据她们的经验你会获得更多关于母乳喂养双胞胎的信心以及有用的建议和有效的方法。

如同记录孩子的睡眠一样，你也记录下每次母乳喂养的情况，写下你每天预期达到的产奶量和实际的产奶量，可以鼓励你继续坚持母乳喂养。同时使用母乳喂养表（见附录）可以让你更清楚地看到你每天的进步。如果你找到其他和你一样母乳喂养双胞胎的妈妈，你们可以一起记录，相互对比，相互鼓励。使用母乳喂养表可以让你的生活变得更有条理，你可以清楚地知道哪个宝宝喝了奶，是左边的乳房还是右边的乳房，哪个宝宝没有喝饱，需要再喂一些配方奶。

轻松面对

母乳喂养你的双胞胎孩子无论是对你还是对宝宝都是一份极其珍贵的礼物。因为哺乳是一个自然而又平静的过程，而你和你孩子们的感情就在这些不知不觉的过程中逐渐加深。然而有些母亲因故无法做到纯母乳喂养，请不要因此而责怪自己。作为妈妈，你已经在努力地给他们的生命提供营养，不论多少母乳对孩子来说都很有意义。还有一些母亲无法哺乳或者选择用配方奶喂养孩子，不能因为这点就说她们是不称职的母亲。评价一个人是否是好父母有很多方面的因素，母乳喂养只是其中的一点 。请记住，当你给你可爱的宝宝们洗澡的时候，当你为他们在个人生活上做出牺牲和改变的时候，当你和他们聊天的时候，当你给他们读书的时候，当你和他们玩游戏的时候，你就是全天下最好的妈妈！

第七章 | CHAPTER 7

睡眠训练的各种困难

对双胞胎宝宝们进行睡眠训练的过程并不复杂，但正如我在这本书中反反复复提到的，有太多的因素可能会导致你对孩子的睡眠训练功亏一篑。诚然，异卵双生或同卵双生的双胞胎在进行睡眠训练时可能需要你做不同的准备，尤其是可能需要你和他们有同步的作息时间。

虽然是同时出生的孩子，但他们会有很多不同。比如当他们的睡眠被打扰后，重新入睡的能力不同，他们对干扰和噪声的忍耐程度不同，他们各自的身体状况不同。所有这些都会对睡眠训练的实施过程产生影响。

作为孩子的父母，你的年龄、阅历和怀孕的过程都会对你第一次对双胞胎宝宝进行睡眠训练时产生影响。万事开头难。睡眠训练在开始的时候最困难，有些父母会严格进行训练，有些父母则比较松散。当然这还取决于父母自身的忍耐度。比如说，通过医疗手段拥有孩子的父母，因为在怀孕的过程中遇到了一些挫折，在通过医疗手段最终成功怀孕后，对孩子倍加宠爱，不忍孩子受一点委屈。当宝宝出生时父母的情绪和心理都会对他们如何照顾和管理孩子产生影响。从几百位双胞胎父母的调查问卷中我总结出：父母的教育观跟睡眠训练可谓息息相关。没有两个家庭是完全一样的，在这个家庭中奏效的方法在另外一个即使是有相同背景的家庭中可能完全没有用。千千万万个双胞胎家庭，每一个都有多样化的生活习惯，因此在对孩子进行睡眠训练的时候，更要根据自己家庭的特点因地制宜，灵活多变，千万不能把别人家的经验和建议不经考虑全部照搬。而且需要强调的是，尽管本书给出的建议理论上适宜所有的双胞胎家庭，但在具体实践的过程中，每个家庭需要根据自身的状况量体裁衣。

通过大量来自双胞胎家庭的一手资料，我对双胞胎宝宝的睡眠训练有了更多的认识和体会，也逐渐探索出更多的方法，这让我更有把握帮助双胞胎的父母更好地进行睡眠训练。在本章中，通过总结自己多年的临床经验，我会介绍一些关于双胞胎睡眠训练的方法和注意事项。当你读完本章内容后，你不需要完全按部就班，我希望你可以从我提供的大量事实和建议中找到最适合你自己和你家人的双胞胎训练方法。我还希望当你们开始对宝宝们进行睡眠训练时，不论顺利或是艰难，大家都可以心平气和、放松心情、轻装前进。拥有双胞胎宝宝的家长们，请记住你们并不是在孤军奋战，我相信在本书中出现的一个又一个生动有趣的例子或许会让你觉得似曾相似，或许会让你觉得相见很晚，或许会让你豁然开朗。

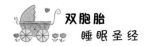

本书中我提到的一些困难和挑战，对于有些家庭来说可能会觉得是小菜一碟，对于另外一些家庭来说可能需要花一些时间来磨合，但并没有觉得很困难，而对于一些家庭来说那些问题可能已经成了绊脚石甚至是拦路虎。众所周知，一千个家庭就有一千种不同的情况，因此在对双胞胎进行睡眠训练的时候，每个家庭所遇到和面临的挑战自然不尽相同。

调查显示，有成千上万种因素和双胞胎的睡眠质量相关。因此，我首先会列举双胞胎父母提供的具有普遍性的信息，对于一些特殊的情况我会在这一章后面的部分中提到。

妈妈的年龄对睡眠训练的影响

在我的调查问卷中，产妇的平均年龄是 34 岁，因此本书中所说的"年轻的妈妈"是指年龄在 33 岁或 33 岁以下的产妇；而"成熟的妈妈"是指年龄在 35 岁或 35 岁以上的产妇。产妇的年龄对婴儿睡眠的影响不是指通过遗传基因或者其他有关医学上的联系而产生影响，而是指因为年龄的不同，产妇的心态和认知会不同，对婴儿睡眠的要求会不同，自身的容忍度和包容度会不同，生活阅历和经历不同会不同，有可能有的产妇还经历了产后忧郁症，并且每个人对母乳喂养的态度也不同。这些在对婴儿进行睡眠训练的时候都会产生影响。

和成熟的产妇比起来，年轻的产妇在提到自己的双胞胎睡眠的训练情况时，不论是成功还是失败，她们都告诉别人说自己的宝宝们睡得很好。通过这一情况我推测那些年轻的产妇（或者年轻的父母）面对睡眠训练中出现的问题有更强的忍耐度和更多的耐心。因为如此，我们还可以推测出那些年轻的双胞胎产妇在产后可以得到更多、更好的休息，或者她们开始会比较早的开始对宝宝们进行睡眠训练。当然，我们也可以推断出年轻的双胞胎产妇在对孩子们进行睡眠训练的过程中即使遇到一些困难不至于很灰心沮丧。亲爱的读者，即使你还没有孩子，甚至还没有结婚，但是我相信因为你已经明白不同年龄的产妇会让她们面对宝宝睡眠训练时有不同的体验，所以当你将来面对同样问题的时候，当你和其他产妇学习、交流经验的时候，当你获得来自不同产妇的建议的时候，你不会盲从、不会焦虑，更不会无所适从。

＊大多数年轻的产妇在宝宝们出生 4 个月甚至更早的时候就开始对他们进行睡眠训练（从预产期开始算起）。

＊相对于成熟的产妇，大多数年轻的产妇母乳喂养更加成功，得产后忧郁症的概率也较低。

爸爸的年龄对睡眠训练的影响

在我收集的调查问卷中，新生儿父亲的平均年龄是 36.5 岁。因此本书中提到的"年轻的爸爸"是指那些年龄在 36 岁和 36 岁以下的男性；而"成熟的爸爸"是指那些年龄在 37 岁和 37 岁以上的男性。

＊相对于成熟的爸爸，年轻的爸爸会比较多的帮助妻子一起对宝宝进行睡眠训练。

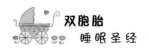
＊调查显示，年轻的爸爸们尝试在宝宝们出生 4 个月后就对他们进行睡眠训练。

＊所谓的年轻的爸爸，很多在拥有双胞胎前已经有了爸爸的经验，因为他们常常已经是一个孩子的爸爸了，并且不论是他们的第一个孩子还是新生的双胞胎都达到了良好睡眠的标准。

爸爸对睡眠训练的积极参与

＊在我收集的调查问卷中有一个共同的特征，就是当爸爸积极地照顾双胞胎并且参与到孩子们的睡眠训练中时，整个睡眠训练的过程会进行得更加顺利，并且只需要很短的时间就可以成功达到目的。

＊根据双胞胎妈妈提供的信息，如果他的丈夫有过婚史并且和他的前妻有孩子，或者他的丈夫有帮助过兄弟姐妹照顾孩子的经验，那么他在对双胞胎进行睡眠训练的时候会起到积极和正面的作用。

轻微产后忧郁症、严重产后忧郁症对实施睡眠训练的影响

＊在对患有轻微产后忧郁症或者产后忧郁症的双胞胎产妇的问卷中，我们发现她们基本上都提到只有一个宝宝的睡眠训练比较成功而不是两个宝宝都能达到理想的睡眠标准。这种情况是因为母亲的产后忧郁症影响了宝宝们的睡眠训练，然后宝宝睡眠不佳进一步引发了母亲的产后忧

郁症。

＊患有轻微产后忧郁症或者产后忧郁症的双胞胎母亲更多地提到她的双胞胎宝宝之一患有肠绞痛，这增加了她们对宝宝进行睡眠训练的难度。直到宝宝的肠绞痛症状消除，睡眠训练才可能达到预期的效果。

＊通过调查我们还发现患有轻微产后忧郁症或产后忧郁症的患者会比正常的产妇提早结束母乳喂养，也就是说，她们的孩子吃母乳的时间比那些没有患病的母亲们的孩子吃母乳的时间短。同样我们不知道这种情况是因为产后忧郁症增加了她们母乳喂养的难度，还是因为母乳喂养双胞胎出现的种种困难触发了产后忧郁症。

辅助生殖技术对实施睡眠训练的影响

＊接受辅助生殖技术对父母的影响不尽相同。总体来说那些接受了辅助生育技术的女性中，年轻的母亲、有过短暂不孕不育症病史的母亲、比较顺利地接受辅助生殖技术的母亲、接受辅助生殖技术后没有流产或引产的母亲能相对更好地对宝宝们进行睡眠训练。

＊那些虽然成功接受辅助生殖技术，但经历了漫长等待甚至多次心理打击的女性，即便最终成功分娩，也会因为整个过程比较折磨，而让她们在日后选择教养方式时格外疼爱宝宝，常常不愿意过早开始对宝宝进行睡眠训练。

＊接受辅助生育治疗的母亲产后患轻微产后忧郁症或产后忧郁症的几率比较大。

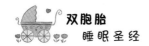
家庭中其他年龄较大的孩子对实施双胞胎睡眠训练的影响

＊美国没有计划生育的限制，因此很多家庭会有 2～3 个甚至更多的孩子。有些家庭头胎生了一个孩子，在二胎的时候生的是双胞胎。在这种情况下，为了能有一些时间陪他们第一个孩子，父母会很早对双胞胎开始进行睡眠训练，让两个孩子达到同步作息，并严格遵守作息时间安排。

＊那些二胎是双胞胎的母亲，如果在第一次生育时成功地对宝宝进行了母乳喂养，那么她们对母乳喂养双胞胎会有更多的自信，而且她们可以做到纯母乳喂养（而不是母乳加配方奶的混合式喂养）。但如果是家中没有其他孩子的双胞胎母亲，她们停止母乳喂养的时间相对早一些。

＊已经有一个孩子、二胎又生了双胞胎的母亲大多是成熟的妈妈，她们普遍提到因为自身精力有限，因此很早就开始对宝宝进行睡眠训练从而让自己也得到更好的休息。

＊那些在生双胞胎之前还生过孩子的母亲很少是通过辅助生殖技术完成的，因此，她们患上不同程度的产后忧郁症的可能性相对比较小。

急性腹痛对实施睡眠训练的影响

＊通过双胞胎父母所填的调查问卷，我们发现，当双胞胎之一患有急性腹痛时，他的睡眠就很难达到预期的标准。

＊孩子患有急性腹痛时常常伴随着母亲患有轻微产后忧

郁症或产后抑郁症。这并不是说患有产后忧郁症的母亲，她的孩子得急性腹痛的几率比较大，而是因为新生儿患急性腹痛很难治疗而且宝宝自身也很痛苦，在这种情况下，母亲压力过大、过于焦虑就很容易触发产后忧郁症，或者使本来已有的病情更加恶化。

＊我收集的临床资料显示，产妇越年轻，孩子得急性腹痛的几率越大。

早产对实施睡眠训练的影响

＊除了上面提到患有肠绞痛的孩子，早产儿的父母和那些孩子在预产期出生甚至超过预产期出生的父母相比也会推迟对孩子的睡眠训练。早产双胞胎父母一般在孩子满 4 个月后才会开始睡眠训练（从预产期开始算起）。

＊早产儿父母会面对更多复杂的情况，比如他们孩子的吮吸能力还没有发育完全导致身体发育缓慢，或者一个孩子已经出院回家，另一个孩子还在医院的新生儿监护室，父母需要在医院和家之间来回奔波。这些情况想想都让你头痛，但好的方面是因为两个孩子在医院待的时间比较久，他们会有比较规律的生活；当两个孩子都还在医院的时候，父母有更多的时间为即将面对的繁忙生活做准备；如果两个孩子暂时分开，一个已经回家，一个孩子在医院，那么双胞胎父母就可以更好地体会只照顾一个孩子的感受。每个双胞胎早产儿的父母感受都可能不同，因为在 34 周到 36 周出生的早产儿和 33 周甚至更早就出生的早产儿情况很不相同。

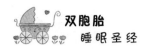
产假时间长短对实施睡眠训练的影响

＊产假只有 6 个星期甚至少于 6 个星期的妈妈会很早开始实施睡眠训练并且严格按照时间表作息。只有这样她们才可以让自己的睡眠时间得到一定程度的保证，从而可以照顾孩子和工作两不误。

＊需要出门工作的妈妈白天没有办法陪伴孩子，因此心里会感到内疚。在这种情绪下她们希望可以利用晚上的时间多陪陪孩子，也弥补一下她们内疚的心理。这样一来，孩子们睡觉的时间会被推迟，同时容易养成不好的睡觉习惯。

来自双胞胎们的数据

你们看到上文中的各种分类是我通过调查问卷总结出来的。接下来让我们一起看看四种特征显著的双胞胎类型。值得一提的是，无论是同卵双胞胎还是异卵双胞胎，母亲妊娠的年龄和生育的过程（母亲是自然受孕还是接受的生殖辅助技术）对双胞胎睡眠训练影响最大。

尽管我希望读到本书的朋友可以从中找到有用的信息，可以读到和你自己类似或相似的经历，但我要强调的是你不要简单地对号入座。我书中所描述的和你所经历的不会百分之百相同，你不需要把自己限制在我提到的某一个类型中。我所划分的四个类型是一个大概的划分，我提到的内容可能一部分和你的情况相吻合，一部分却不一样，因为每个人都可能面临不同的问题。最后请记住，你不是一个接受调查问卷的调查对象，而是一个需要从本书中找到一些帮助你成功抚养双胞胎宝宝的有效方法。

双胞胎宝宝的四个类型：

A. 同卵双胞胎，自然受孕。

B. 异卵双胞胎，自然受孕（母亲的年龄不超过 38 岁）。

C. 异卵双胞胎，通过辅助生殖技术受孕（母亲的年龄不超过 38 岁）。

D. 异卵双胞胎，通过辅助生殖技术受孕（母亲的年龄在 39 岁以上）。

这样的分组方式，一方面可以让我们比较双胞胎父母的育儿经历，另一方面可以更加清晰明确地比较不同因素对双胞胎睡眠训练的影响。例如，我们可以了解到同卵双胞胎和异卵双胞胎的睡眠训练中的差异（A 组和 B 组比较），可以知道自然受孕和通过生殖辅助技术受孕对孩子睡眠训练有什么不同的影响（B 组和 C 组），还可以知道年龄的差异对孩子睡眠训练会产生什么样的影响（C 组和 D 组）。

A 组和 B 组的比较：同卵双胞胎和异卵双胞胎在睡眠训练中的差异

通过两组双胞胎的统计数据进行比较，我们得出了以下结论：

＊自然受孕的同卵双胞胎总体来说睡眠比较好，而且得肠绞痛的比例很小。分娩同卵双胞胎的产妇得轻微产后

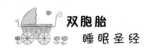

忧郁症或者产后忧郁症的比例很小，而且大部分可以母乳喂养宝宝，甚至是那些年龄较大的产妇也可以做到母乳喂养。这些事实有力的证明了当产妇母乳喂养双胞胎，并且双胞胎有良好的睡眠时，她们患产后忧郁症的几率就很小。但需要指出的是，产妇年龄越大，她们母乳喂养面临的困难越大，而且患产后忧郁症的概率就越高。同卵双胞胎的父亲会比较多地参与孩子们的睡眠训练，即使那些年龄较大的父亲也愿意提供帮助。有趣的是，我的调查还显示，总体来看，父亲的年龄越大，对孩子们的睡眠训练提供的帮助越少。

B组和C组的比较：自然受孕和接受生殖辅助技术受孕的差距

通过两组双胞胎们的统计数据进行比较，我们得出了以下结论：

＊那些自然受孕的异卵双胞胎总体上睡眠良好，而且得肠绞痛的几率比较小。他们大多数还有一个哥哥或者姐姐，并且他们的哥哥或姐姐在他们的睡眠中起到了正面的作用。

＊自然受孕，分娩异卵双胞胎的产妇患轻微产后忧郁症或产后忧郁症的比例较低。然而，在我的调查研究中，这类母亲母乳喂养双胞胎的比例比较低。这样的结果证明了患有不孕不育症，虽然经过治疗通过辅助生殖技术最终产下双胞胎，但这一经历会增加产妇的精神和心理压力。但是一般而言，没有母乳喂养往往是和轻微产后忧郁症或产后忧郁症有

关系。同时，这一组的对比再一次证明了宝宝的睡眠越好，母亲患产后忧郁症的几率越低。

＊异卵双胞胎的父亲（没有接受辅助生殖技术）在双胞胎的睡眠训练中参与较少，即使那些年轻的父亲也很少提供帮助。然而，一般而言，那些年纪较大的父亲才会比较少地参与双胞胎的睡眠训练。

C 组和 D 组的比较：年龄较小的母亲和年龄较大的母亲

通过两组双胞胎们的统计数据比较，我们得出以下结论：

＊通过辅助生殖技术分娩异卵双胞胎的年龄较小的母亲们，他们的孩子睡眠比较好并且患肠绞痛的比例小。她们几乎都是初产妇，因此她们的双胞胎宝宝很少有哥哥或者姐姐。但是一般情况下，如果双胞胎还有哥哥或姐姐，他们的睡眠会比较好。年轻的母亲很少患有轻微产后忧郁症或产后忧郁症，并且她们大部分会纯母乳喂养双胞胎。出乎意料的是，这一组中年龄较大的产妇全都患有轻微产后忧郁症或产后忧郁症，但是如果丈夫年龄比较小，这样的产妇即使年龄较大也没有得产后忧郁症。

＊年龄较小的异卵双胞胎的父亲（通过辅助生殖技术），积极地和年龄较小的母亲一起帮助双胞胎进行睡眠训练。但值得一提的是，一些年龄较大的父母，包括我调查中年纪最大的父亲（双胞胎出生时他64岁），他有过婚史并且还有孩子，

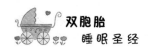

这一小群有经验的父亲会非常积极地帮助双胞胎进行睡眠训练。但是一般情况下，父亲年龄越大参与睡眠训练就越少。

让我们通过表格更清楚地看看四组的情况吧：

	同卵双胞胎 自然受孕	异卵双胞胎 自然受孕	异卵双胞胎接受 辅助生殖技术 年龄较小的母亲	异卵双胞胎 接受辅助生殖技术 年龄较大的母亲
两个孩子 睡眠都很好	60%	33%	28%	22%
轻微产后忧郁症/ 产后忧郁症	13%	20%	40%	67%
肠绞痛	9%	19%	32%	40%

让我们从左到右来看一看这四组数据。首先你会看到两个孩子睡眠都很好这一项的百分比在逐渐减少，同时，患产后抑郁症和肠绞痛的百分比却一直增加，特别是最后一组百分比的增长尤其迅速。四个不同组一致增长和减少的趋势表明不同的双胞胎家庭在养育子女的过程中会面对各种不同情况。再加上母乳喂养和父亲的参与度这些因素，你就会发现和那些年龄较大的、接受了辅助生殖技术的异卵双生双胞胎的妈妈相比，年龄较轻、自然受孕的同卵双生双胞胎的母亲面临的困难和挑战会少一些。

	同卵双胞胎 自然受孕	异卵双胞胎 自然受孕	异卵双胞胎 接受辅助生殖技术 年龄较小的母亲	异卵双胞胎接受 辅助生殖技术 年龄较大的母亲
纯母乳喂养	73%	33%	39%	9%
父亲的参与度	92%	76%	88%	70%

我想重申一下，即便这四个组中的其中一组符合你的自

身情况，让你产生共鸣，也不能就此代表我提到的情况一定会发生在你的身上。也许这本书让你了解到睡眠训练的实施方法和它的好处，也许这本书让你获得了知识和能力去应对将要遇到的挑战和困难，又或许这本书帮助你提前做好了充足的心理和生理双重准备，不管怎样，这都将是我最大的欣慰和荣耀。无论你的双胞胎是早产，还是你已经有一个、两个甚至更多的孩子，或者是你生完双胞胎后没有很长时间的产假而是要回去上班等。当你阅读完本书，回想一下本章刚开始讨论的各种喂养双胞胎时可能出现的情况与上面提到的四种类型的相互作用和影响，我相信你一定可以找到最好也最适合自己的方式和方法来对你的双胞胎进行睡眠训练。

在书的最后，暂且忘记我在上面提到的所有可能影响到双胞胎睡眠训练的因素，也不管我划分的四种类型，让我们来看看下面的三个问答吧，它们是我给所有双胞胎母亲们最中肯和最重要的建议。

问：影响双胞胎睡眠的最重要的因素是什么？

答：作息时间，从一开始就让双胞胎保持同步的作息时间。

问：在照顾双胞胎宝宝的过程中，让母亲保持一个良好状态的最重要的因素是什么？

答：两个宝宝的作息时间一致，并且可以获得来自家人、朋友或保姆的一些帮助！

问：维持婚姻和谐的最重要因素是什么？

答：交流、沟通、理解、合作。

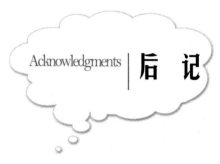

Acknowledgments 后 记

　　我想要感谢所有参加了我的双胞胎睡眠研究课题的家长们，感谢他们牺牲了个人的时间，更要感谢他们对调查问卷的积极回答。在此之前，还从来没有任何一项关于双胞胎睡眠的调查研究公开发表过，而这些家长在问卷中给我留下的那些详尽的答案和充满叙述性的解释为我的这本书提供了珍贵的信息和数据。我花了很长时间对这些数据进行分析，我特别想要从中找到答案的几个问题是：异卵双生双胞胎和同卵双生双胞胎之间是否存在睡眠习惯上的显著不同？使用了辅助生殖技术和没有任何技术而出生的双胞胎之间在睡眠习惯上又是否一样？母乳喂养和配方奶喂养会导致不同吗？母亲的年龄大小会是另外一个造成差异的因素吗？孩子是否患有急性腹痛对睡眠是否有重要影响……许多这样的问题在我脑中徘徊良久，这促使我不分日夜地都扑在这项研究中，为此，我要特别感谢我的夫人琳达对我工作的理解和支持。

　　身为一个临床医学专家，我觉得自己有义务向所有人呈现我的任何发现和研究成果，但是我的另一个身份是儿科医生，而这个身份又促使我想办法要将研究成果和发现转换成实用易懂的语言和建议，为那些因为睡眠而挣扎的双胞胎家

后　记

庭解决实际问题。我可以从研究中得出宏观的结论，但是如何把具体的信息更有效地呈现给读者则是另外一个层面的重要工作，我要再次感谢这本书的原版英文责编，马尔尼·科克伦。

马尔尼作为责任编辑，将我的稿件和思想进行了整理和再加工，他让整本书的脉络变得更加清晰，结构更加完整和简便，观点和建议也更加明了和实用。他的工作对我也是一种巨大的鼓励，让我在写作中始终保持着一种乐观的心态和笔触，从而更好地为那些面临着巨大挑战的家长们提供帮助。马尔尼，再次感谢你，感谢你极具创意的编辑和专业的指导。

我还想感谢南希·尼尔森。南希把她关于母乳喂养的智慧和经验毫无保留地在书中与我们分享，在这期间，她自己也是个孕妇，而且面临着早产的危险，南希，谢谢你！

About the author 作者简介

　　马克·维斯布鲁斯（Marc Weissbluth）博士从 1973 年起开始从事儿科医生工作，是业内顶尖的儿童医学及睡眠专家，芝加哥儿童纪念医院睡眠问题研究中心的创始人，还是美国西北大学医学院临床儿科系的教授。维斯布鲁斯博士发现了人的睡眠和情绪之间存在某种特定关系，特别是婴幼儿急性腹痛对婴幼儿睡眠的影响。他致力于将理论付诸实践从而帮助解决更多的儿童睡眠问题，创造了现在已经广为人知的"睡眠训练法"。

　　1982 年，业内顶尖的学术杂志《睡眠》刊登了他的学术研究成果。他在该项研究中发现，合理改变儿童入睡时间可以大幅度减少夜间醒来的次数，从而有效提升儿童睡眠质量。他还针对日间睡眠进行了一项长达 7 年的研究，分析了婴幼儿日间睡眠的发展、变化及消失的全过程，并从科学角度揭示了日间睡眠对人体的重要性，这项研究在当时具有划时代的意义。2010 年，维斯布鲁斯博士开发了一款手机应用，取名为"维斯布鲁斯婴儿睡眠方法"（Weissbluth Method Infant Nap App），家长们可以通过这款应用程序获得专业知识及建议、记录并分析婴儿的睡眠时间。维斯布鲁斯博士与妻子琳达·维斯布鲁斯于 1965 年结婚，有 4 个儿子和 6 个孙子，他们一家人都拥有健康的睡眠。维斯布鲁斯夫妇现在在美国芝加哥安度晚年。

About the translator | **译者简介**

　　袁方，中文、教育学双硕士，现任美国公立学校中文教师及驻美特约体育记者。2013年起撰写的一系列育儿、家庭、教育类文章在互联网上获得巨大反响并频见于纸媒。在新浪微博和人人网上均设有账号"女儿你好我是你爸"，分享、传递80后年轻父亲的家庭及育儿生活的点滴，受到许多网友的喜爱。

　　高阳，中文、教育学双硕士，现任美国公立学校中文教师，在教育、育儿方面拥有丰厚的研究和实践经验，对中美在教育和文化上的差异有着独到的经历和解读。

185

图书在版编目（CIP）数据

双胞胎睡眠圣经/（美）维斯布鲁斯著；袁方，高阳译．—北京：中国农业出版社，2015.7
ISBN 978-7-109-20600-7

Ⅰ．①双… Ⅱ．①维…②袁…③高… Ⅲ．①婴幼儿—睡眠—基本知识 Ⅳ．①R174

中国版本图书馆 CIP 数据核字（2015）第 139022 号
Healthy Sleep Habits，Happy Twins：A Step-by-Step Program for Sleep-Training Your Multiples
By Marc Weissbluth，M. D.
ISBN 978-0-345-49779-6
© 2009 by Marc Weissbluth，M. D.
This translation published by arrangement with Ballantine Books，an imprint of Random House，a division of Random House LLC.

本书简体中文版由美国 Random House 授权中国农业出版社独家出版发行。本书内容的任何部分，事先未经出版者书面许可，不得以任何方式或手段复制或刊载。

北京市版权局著作权合同登记号：图字 01-2015-3723 号

中国农业出版社出版
（北京市朝阳区麦子店街 18 号楼）
（邮政编码 100125）
责任编辑 张 志

中国农业出版社印刷厂印刷 新华书店北京发行所发行
2015 年 8 月第 1 版 2015 年 8 月北京第 1 次印刷

开本：889mm×1194mm 1/32 印张：6.125
字数：115 千字
定价：32.00 元